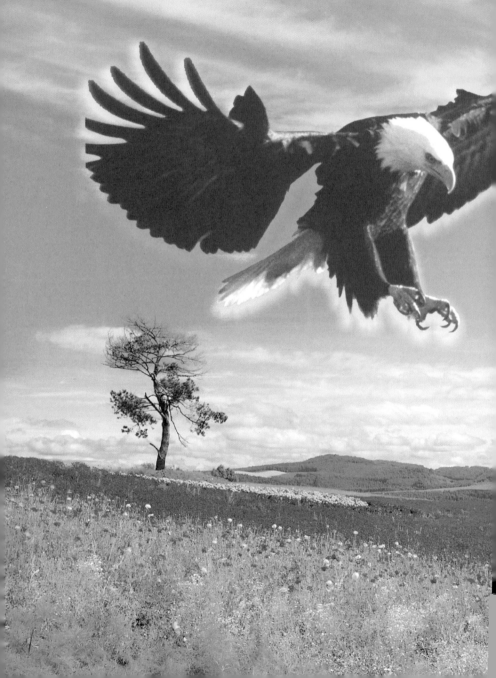

大展好書　好書大展
品嘗好書　冠群可期

大展好書　好書大展
品嘗好書　冠群可期

傳統民俗療法 13

神奇天然藥
食物療法

李　琳　袁思芳·編著

品冠文化出版社

前　言

　　中華自然療法源遠流長，有著幾千年的悠久歷史，從古至今，一直爲人類的健康事業服務，發揮著極爲重要的作用，它們是古老而又新興的治療學科。

　　自然療法，即刮痧療法、按摩療法、針灸療法、天然藥食物療法等，它們都具有簡、便、驗、廉之共同特點，在治療疾病和家庭保健過程中，都深受廣大人民群衆的歡迎，因而，我們特編寫了「傳統民俗療法」系列。

　　《神奇天然藥食物療法》分爲兩個部分。

　　第一部分簡要介紹了各種療法的含義和起源發展，治病的基本原理和治療作用，工具的使用，操作方法和實施步驟，注意事項及適應證、禁忌證等等；

　　第二部分介紹了每種療法對各種病證的治療，以及各種病證治療都配上相應的圖譜加以形象說明。

　　本書是在湖北科學技術出版社的倡導和幫助下，由湖北中醫學院李今庸教授確立編寫内容，並設計編寫大綱，具體編寫事宜由李琳主持。特邀

請了專門從事各專業的專家王振華、穆臘梅、袁思芳、袁峰等，共同參與編寫完成的。

全部插圖由張國松繪製。

本書的出版，若能對廣大愛好中華自然療法的讀者們有所幫助，解決一些實際問題，那麼，我們的目的也就達到了。

編者

目　錄

附錄　常用天然藥物圖片

辛荑／白芷／柴胡／防風／葛根／升麻／細辛／蒼耳子／蔓荊子／雷丸／穿心蓮／黃連／黃芩／地黃／板藍根／知母／玄參／苦參／梔子／魚腥草／半邊蓮／大黃／黃柏／蘆薈／牡丹皮／桔梗／川貝母／半夏／常山／款冬花／紫菀／木香／烏藥／薤白／枳殼／川芎／青皮／三七／厚朴／延胡索／丹參／鬱金／白及／茜草／地榆／卷柏／槐花／蒲黃／益母草／仙鶴草／蘇木／穿山甲／五靈脂／川烏／草烏／威靈仙／木瓜／五加皮／牛蒡子／萹蓄／茵陳／薏苡仁／茯苓／豬苓／附子／高良薑／吳茱萸／肉桂／蒼朮／石菖蒲／黨參／黃芪／當歸／白朮／白芍／甘草／天冬／何首烏／麥冬／玉竹／百合／枸杞子／核桃仁／龍眼肉／菟絲子／杜仲／鹿角霜／阿膠／冬蟲夏草／紫河車／五味子／烏梅／五倍子／遠志／牡蠣／天麻／僵蠶／檳榔／使君子

第一部分

天然藥、食物療法簡介

一、什麼是天然藥、食物療法

中醫防治疾病的方法很多，如針灸療法、推拿按摩療法、刮痧療法、熨浴療法、薰蒸療法等等。而利用純天然藥物、食物治療疾病，則是中醫防治疾病的主要手段之一，是中醫治療學的重要組成部分。

所謂純天然藥物、食物，極大多數是指取之於自然，不破壞或損失其中任何成分，只經過簡單地加工，就可以應用的藥物、食物，包括植物、動物和礦物。它們均具有純天然特性，並含有極豐富人體所必須的各種元素，具有很好的防病療疾、強身健體的作用。

其中有部分藥物、食物是相互交叉的，它們之間沒有嚴格的界限，因此，既可以將它們作為藥物使用，同時也可以作為食物使用。這是中藥學的特色之一，具有很好的開發和利用前景。

二、天然藥、食物療法的起源和發展

中藥學從開始的口傳耳授，發展到今天的品種繁多，且具有完備獨特的理論體系，並非一朝一夕的功夫，而是經歷了數千年實踐的積累，所逐漸發展完善起來的。

藥食同源，我們的祖先在尋找食物的時候，往往是饑不擇食，不可避免的會出現中毒，但同時身上原有的其他不適卻得到了緩解或根除。經過無數次的不斷實

踐，人們初步掌握了哪些植物可供藥用，哪些植物可供食用，所謂神農嘗百草，日遇七十毒，就是對這一過程的生動寫照。

隨著實踐知識的積累，人們便有意識的收集一些藥物，以供醫療之用，如《周禮·天官·冢宰》：「醫師掌醫之政令，聚毒藥以供醫事。」這大概是有意識地運用天然藥物治療疾病的最早文字記載。

成書於東漢末年（一說是魏晉時期）的《神農本草經》，是迄今所知最早的藥物學專著，全書收錄藥物365種，根據其作用分為上、中、下三品，他總結了在此以前的藥物學知識，並首先提出了四氣五味及有毒無毒等概念，從而奠定了中藥學的理論基礎。

南北朝時期，醫藥學家們不僅注重總結民間用藥經驗，而且還注重吸收我國西域少數民族及外國的藥物學知識。如檀香、沉香、蘇合香等香藥，就是那個時期輸入到中國的，從而使天然藥物的品種有了較大的增加。

唐代是我國封建社會的鼎盛時期，中藥學也有了較大的發展。顯慶四年，由李勣、蘇敬等人主持編寫的《新修本草》刊行問世，全書收藥844種，並增加了藥物圖譜。這是首次由國家組織力量編寫的藥物學巨著，可以說是世界上最早的藥典。

唐代首先開創了運用動物的組織器官治療某些疾病，例如，用羊肝治療夜盲，用羊或鹿的甲狀腺，治療甲狀腺疾病。

唐及五代時期，在向國外輸出中醫藥學知識的同時，也從未間斷地吸收總結外國的藥物學知識，五代人

李勣在收集整理五代以前的進口藥物時，編寫成《海藥本草》。這是我國最早的進口藥專著。

宋元時期，不僅是用藥品種有了較大的擴充，而且還注意道地藥材的運用，以及藥物製劑規範及藥方的配伍禁忌等。如有名的「十八反」「十九畏」就是在那個時期總結成文的。

在本草書籍修定方面，仿照唐代由國家組織編寫的先例，先後刊行了《開寶本草》、《嘉祐補注本草》，以及《本草圖經》。

由個人編寫的本草書籍中，以唐慎微編寫的《經史證類備急本草》，為當時本草書籍之集大成者。他收集整理了經史文獻中有關藥物學的資料，以及宋以前本草書籍中的相關內容編著而成。內容宏富，很多已經散失了的宋以前的本草資料，亦賴此書得以保存下來。

元代人忽思慧，在收集整理一些少數民族食療用藥知識的前提下，編寫出《飲膳正要》一書。書中記載了蒸餾製酒法，從而提高了酒的濃度，為製備高效藥酒提供了必要條件。

明清時期，對天然藥物、食物的研究有了更大的發展，明代醫學家李時珍，耗費 27 年心血，編著了劃時代的藥物學巨著《本草綱目》。全書分為 16 綱、60 類，收藥達 1892 種，刊行後很快傳播到海外。繼李時珍之後，清代醫藥學家趙學敏，廣收博采，編寫出《本草綱目拾遺》一書，大大地豐富了本草學內容。

食物療病，同中藥一樣，經歷了悠久的歷史實踐而逐步發展完善起來的。所謂「藥食同源」，反映了藥、

食物之間的密切關係。

從古代的伊尹創湯液，就說明了藥物湯劑與食物烹飪是緊密相關的；西周時期，宮廷內就專門設立了食醫一職，主管帝王的飲食營養。歷代的本草學著作在收載藥物的同時，也收載了不少的食物，包括穀、米、果、木、草、魚、禽獸等等。

唐代孫思邈撰寫的《千金要方》中有「食治」章，其中收錄的食物就有154種，分為4大類。唐代的孟詵撰寫了《補養方》，後又在此基礎上著成《食療本草》一書，這本書較為全面論述了食物的營養與治療，是有關食物治病的專門著作，為後世的食療學發展奠定了基礎。

如宋代《養老奉親書》、元代《飲食須知》、《飲膳正要》以及明代《本草綱目》等等都收載了大量的食物，並論述了它們的性能、功用、治療等方方面面。

據文獻記載，從古至今，有關食療著作約有上百部，（但現在可以看到的只有16部著作）可謂豐富有餘。

飲食療法也是中醫治療學的一部分，正確地運用食療，可以起到藥物治療所不能及的作用。食療可以輔佐藥物治療，使藥物治療發揮更好的作用。

如《素問・臟氣法時論》說：「毒藥攻邪，五穀為養，五果為助，五畜為益，五菜為充。氣味合而服之，以補精益氣。」不僅如此，在某些疾病後期，餘邪未盡，而又不適宜於繼續用藥物治療時，也可以借助飲食治療，養護正氣以驅逐餘邪。

如《素問‧五常政大論》說：「大毒治病，十去其六；常毒治病，十去其七；小毒治病，十去其八；無毒治病，十去其九。穀肉果菜，食養盡之。」

除此之外，食療還可用於大病新瘥，邪氣雖盡，然正氣已虛，及素體虛弱之人的調養。但也必須依據具體病人的具體情況，採用不同的調攝方法，方為適宜。

綜上所述，數千年來，我國勞動人民在同疾病作搏鬥的過程中，不斷地發現了自然界各種天然植物、動物、礦物的醫療、食療作用。又經歷代醫家的整理提高，創立了燦爛的本草學文化。這不僅是為我們中華民族的繁衍昌盛，作出了不可磨滅的貢獻，而且為世界人民的保健事業，也起到了一定的作用。

與此同時，我們也從未間斷地吸收各國的藥物學知識，進行加工改造，使之成為我國本草學的組成部分。不難發現，我國的藥物學知識是豐富多彩的，他們來源於實踐，又經受了數千年實踐的嚴格考驗，從而表明了他的科學性和實用價值。

這是先人們給我們留下的一份寶貴財富，我們應當很好的繼承過來，傳播下去。

三、天然藥、食物療法應用的理論依據

天然藥、食物療法的應用，是以中國醫學的臟腑、營衛氣血、經絡等學說為理論依據的。

我們知道，臟腑是人體生命活動的主宰，在正常生理情況下，心居膈上，外圍心包，它的功能是主血脈，

推動血液運行，又主神明，是精神、意識、思維活動的中心；

肝在脇下，與膽相附，它的功能是主貯藏血，調節運行於經脈中的血量，同時又主疏泄，以助中焦脾胃的消化功能；

脾在腹內，與胃以膜相連，它的功能是主運化輸布，是生化氣血的場所；

肺位胸中，既可主管呼吸，又主諸氣，是人體氣機升降出入的樞紐；

腎挾腰兩側，內藏真陰真陽，是氣之根本，有激發、促進、生長人體的功能；

而膽、胃、大腸、小腸、三焦、膀胱等六腑，它們配合五臟，共同維持人體的正常生理功能。

營衛氣血，是人體臟腑功能活動的產物，循行於人體周身，營養人體的四肢百骸、五官九竅等上下內外各部組織，使其發揮各自的正常活動，它們是人體生命賴以依靠的物質基礎，缺一不可。經絡是聯繫人體臟腑肢節、運行氣血到全身而滋養濡潤之，這在前面其他療法中就已提到過的。

以上臟腑、氣血、經絡是人身的重要組成部分，是其根本，它們之間相互作用，協調一致，共同保持著人體生命活動。如果某一部分發生異常，或外感、或內傷引起，都可導致疾病的發生。所以我們應用天然藥、食物療法，就是要用天然藥、食物各自的性能歸經、功效作用而發揮作用，那就是祛除病邪、消除病因，調整臟腑、恢復氣血，疏通經絡，使人體上下內外平衡協調，

從而邪去正安，健康無病。

四、天然藥、食物特點

天然藥物、食物有許多特點。其一是資源豐富，取之方便。我國幅員遼闊，南北氣候不一，東西物候各異，四季分明，雨水充沛，適宜於各種動植物的生長，為這些動植物的生長繁殖，提供了優越的自然環境，因而天然藥材、食物資源極為豐富，尤其是湖北省神農架，有天然藥、食庫之稱。

同時由於科學技術水準的提高，對各種野生動物的人工訓養和植物栽培的研究，取得了很大的成就，這為天然藥、食物資源開闢了一條新途徑。雖然我國疆域廣大，但交通極為方便，為各地道地藥材與食物交流，提供了極為便利的條件。因此，我們要想獲得任何品種的藥材和食物，是非常方便的。

天然藥、食物特點之二是加工製作簡單。天然藥物一般製作都很簡單，多數品種收取後，經簡單加工，如除去泥土雜質，洗淨曬乾，即可收貯備用。只有部分藥物，為了減輕其毒副作用，或為了提高臨床療效，須經各種特殊的加工炮製。品種不同，目的各異，因而加工方法也各不相同，每一品種都有各自的加工規範。只要根據不同的目的，如法炮製即可運用。

不過，藥店中銷售的此類藥物，都是經過專業人員加工炮製過的，所以，根據要求逕直購買使用就可以了。食物就更為簡單了，有的根本不須加工，就可以直

接取用了。

天然藥、食物特點之三是適應病症廣泛。應用天然藥、食物治療疾病，有兩種使用方式：

其一是辨證施治和辨證施食。辨證施治是中醫治療疾病的一大特色。

所謂辨證施治，就是透過望聞問切四診，全面收集病人病情資料，再應用中醫基本理論，對這些病情資料進行綜合分析，從而找出疾病的病機（包括病因、病位、病性、邪正盛衰），然後在病機指導下，確立治療原則和具體治療方法，並選方遣藥。這就是說，無論是什麼疾病，也無論你應用現代科學儀器能否檢查出什麼疾病，只要病人有臨床症狀表現出來（哪怕是微不足道的），都可以在中醫基本理論指導下，應用中藥給予治療。

辨證施食，是根據食療對象的體質和病證特徵，給予相應的食物。如陽虛的人，應多吃溫補的食物，而陰虛有熱的人則應多吃寒涼滋潤的食品。

其二就是應用單方驗方治療疾病，這種方法的最大特點，就是一症一方。這些經驗方是經歷了長期臨床實踐考驗的，有是症則用是方，臨症時對症對方者，多能獲效。其另一特點是簡單易行，易於推廣。

天然藥、食物特點之四是毒副作用小，療效好。

純天然藥、食物的極大多數是沒有毒性的，即使是有毒性，大多數毒性很小。所以，一般說來只要按法運用，是不會產生中毒現象的。只有極少數藥食物毒性較大，但只要按照規範炮製，並嚴格的掌握其用量和適應

症，臨證運用時，也是比較安全的。純天然藥、食物不像化學藥品那樣有很大的副作用，可以說服用純天然藥物或食用某些食品，基本上沒有什麼副作用。這一點已為越來越多的人所認識，因而也樂意接受用天然藥物治療或更願意用食物調養。

另外，天然藥、食物的療效是確定無疑的，因為它是我國勞動人民數千年來同疾病作抗爭經驗的總結，即是說是源於實踐，又經歷了實踐的嚴格考驗，因而其療效是可靠的。

五、天然藥、食物應用方式與選用
　　天然藥、食物療法的原則

天然藥、食物的應用方式有多種，這是根據不同的病情需要而製定的。在藥物應用方面，多半是將藥物加水煎煮一段時間後濾取藥液，然後再加水煮 1～2 次，將前後濾出的藥液混合均勻，分 2～3 次服用；還有的是將藥物做成丸劑或散劑，服用時用溫開水吞服或沖服，這也是較常應用的方式；也有將藥物做成膏狀劑，或內服、或外敷，用法不一；酒劑，是將藥物泡入白酒中貯藏一段時期，使藥物有效成份溶入酒內而成為藥酒，也可內服，也可外用，多用在風濕疼痛、跌打損傷等病症。

總之，我們在後面的治療篇中提到的藥、食物應用方式，有煮湯液用的，有研細粉用的，有做膏子用的，有製藥餅用的，有煉蜜丸用的，有製成水丸用的，有泡酒用的，有內服的，也有外敷、薰洗的，病症不同，用

藥方式亦不相同。

在食物上，除上面提到的某些用藥方式外，還有熬粥食用的，有蒸米飯用的，有煮湯羹用的，有做菜餚用的，有搗飲汁用的，等等，服食的方式大致有食用和飲用兩大類。

我們在介紹其他各種療法的同時，對一些常見病，也介紹了一些由純天然藥物所組成的單方、驗方及食療方。基本上是遵循「三用一可靠」的原則選方。

所謂三用，即實用、能用、會用。

實用，是指所選之方都具有一定的實用價值，不崇尚空談浮誇，無實用價值的一般不選。

能用，是指所選諸方中的藥物多易於尋找，方再好，但藥難求，也於事無補。

會用，是指製作簡單，一看就懂，一用就會。

所謂一可靠，是指所選諸方，療效基本可靠。

除此之外，在每一病種之下常選列數方，以供讀者根據各自的實際情況選用。

六、常用天然藥、食物及性味歸經
與功效（附圖）

本書第二部分「病症」治療中所提到的多數天然藥品100多種，均在書末配上圖和文字說明，目的是方便讀者能夠認識它們的外形特徵，掌握它們的性味功效，並在治療保健中很好的運用，解決實際問題。

第二部分

病症治療

一、感　冒

病症　　惡寒，頭痛，鼻塞，流清涕，周身四肢酸楚疼痛，咳嗽吐稀痰，無汗，脈浮緊，舌苔薄白。或發熱汗出，微惡風寒，頭痛、咳嗽吐稠痰，咽喉痛癢，口中乾燥作渴，脈浮數，舌苔薄微黃。

治療

- **方 1**　蘇葉 8 克，蔥頭 3 個。

　用法　上二味，以水煎汁，去渣取汁溫服，一日三服。

- **方 2**　乾白菜根 1 塊。

　用法　上一味，加水煎至一小碗，去渣再加糖 30 克，攪勻頓服。

- **方 3**　黃豆 1 把，蔥白 3 根，白菜頭 1 個，白蘿蔔 5 片。

　用法　水煎取汁溫服。此方有預防和治療感冒的效果。

- **方 4**　蔥白頭 5 個，生薑 15 克，糯米 100 克。

　用法　先將糯米煮成粥，再把蔥薑搗爛。用時煨熱服，汗出即癒。

- **方 5**　荊芥、蘇葉各 10 克，茶葉 6 克，生薑 10 克，紅糖 30 克。

　用法　先用小火煮前四味藥，約 15～20 分鐘後，加紅糖溶於其中。每日 2 次，可隨量服用。

二、咳　嗽

病症

　　　　以咳嗽為主。如因外感引起的咳嗽則兼有表證；如因內傷引起的咳嗽則兼有相關臟腑失調的病變症候。咳嗽吐痰，咽喉作癢，頭痛寒熱，脈浮、苔薄；或是咳嗽吐痰，胸脘痞悶，納呆食少，脈濡滑，苔白膩；或咳嗽胸脇引痛，面赤咽乾，苔黃少津，脈弦數。

治療

●**方 1**　紫菀 10 克，款冬花 10 克。

　　用法　上二味，以水煎數沸，去渣溫服，一日三服。

●**方 2**　紫蘇兜 7 株，雞蛋 1 個。

　　用法　上二味，以水煎紫蘇兜數沸，去渣取汁溫溫服，或以藥汁乘熱沖雞蛋服，一日二服。

●**方 3**　雪梨 1 個，川貝 5 個。

　　用法　將雪梨掏空內核，裝入川貝，再蓋上口，入鍋中蒸 20 分鐘，趁熱食用。每日 1 個，連服 3 日。

●**方 4**　鮮薑 15 克，紅糖 30 克，紅棗 30 克。

　　用法　以三碗水煎服，服後出微汗即癒。

●**方 5**　白果、百合、花生米、北沙參各 25 克，冰糖適量。

　　用法　上前四味水煎取汁，加冰糖服用。每日 1 劑，分 2 次服。

三、哮 喘

病症

呼吸急促，胸悶氣粗，喉中有哮鳴聲，喘息不能平臥；甚則張口抬肩。如風寒引起的兼見痰多清稀色白，形寒肢冷；風熱引起的兼見咳吐黃稠痰，發熱汗出，口渴，小便黃；如病久體虛的，則氣短乏力，神疲勞倦，無力氣喘，脈弱。

治療

● **方 1** 蚯蚓 100 克，曬乾。

用法 上一味，研為細末，收貯備用。每用時取藥末 6 克，以白酒沖服，一日一次。

● **方 2** 杏仁 12 克，核桃仁 2 克。

用法 上二味，共研為極細末，煉蜜為丸，每丸約重 3 克。每用時取一丸，以生薑煎水送下，一日二服。

● **方 3** 白蘿蔔適量，蜂蜜 30 毫升。

用法 將白蘿蔔絞榨，取汁一碗，兌上蜂蜜，煎後溫服。

● **方 4** 白芥子少許，薑汁適量。

用法 白芥子研為細末，以薑汁調糊，敷於肺俞穴，至發紅去除。（註：肺俞穴位於人體第三胸椎棘突下旁開 15 寸處。）

● **方 5** 米醋適量，雞蛋 2 個。

用法 醋煮雞蛋，蛋熟後去殼，再煮 5 分鐘。食蛋，每次 1 個，每天 2 次。

四、中 暑

病症

　　頭暈頭痛，身熱，汗出不暢，胸悶煩躁，口渴，噁心嘔吐，身體倦怠，神疲無力；甚至高熱神昏，心慌，抽搐，汗出氣短，面色蒼白，兩眼發黑，忽然昏倒。

治 療

- **方 1**　滑石 15 克，甘草末 3 克。
  用法　上二味，合研均勻，開水沖服，一日三服。
- **方 2**　新鮮韭菜 1000 克。
  用法　上一味，搗絞取汁，立即飲下。
- **方 3**　綠豆 250 克，糖適量。
  用法　將綠豆煮湯，加糖，頻服。
- **方 4**　西瓜適量。
  用法　以西瓜取汁，灌服。
- **方 5**　鮮枇杷葉、鮮竹葉、鮮蘆根各 20 克。
  用法　上三味共煎湯，作冷茶飲用。
- **方 6**　鮮薑、大蒜、韭菜各適量。
  用法　上三味洗淨，薑、蒜去皮，共搗爛取汁，灌服。

五、嘔 吐

□神奇天然藥食物療法 第二部分／病症治療

病症　胃寒嘔吐，吐出清水稀涎，畏寒喜溫，苔白脈遲；胃熱嘔吐，吐出酸苦味臭，口中穢氣，口渴喜冷飲；食積嘔吐，脘腹脹滿疼痛，噯氣吞酸，厭食，大便乾而多矢氣，苔厚膩，脈滑實。

治療

● 方 1　灶心土 60 克。

　　用法　上一味，研細，以水煎數沸，離火澄清，取上清液飲服。

● 方 2　乾艾葉 10 克。

　　用法　上一味，以水煎數沸，去渣取汁當茶飲服。

● 方 3　生薑 60 克，米醋 150 毫升。

　　用法　將生薑洗淨搗至極爛，加入米醋煮沸，乘熱連渣慢慢吞嚼。

● 方 4　蜂蜜 2 湯匙，鮮薑汁 1 湯匙。

　　用法　上二味加水 1 湯匙調勻，放鍋內蒸熱，頓服之。

● 方 5　川連 10 克，蘇葉 15 克。

　　用法　上二味加水煎服，每日 1 次。

六、呃　逆

病症

　　　　胸悶氣逆上沖，喉間呃呃連聲，聲短而頻繁，不能自行控制，甚則妨礙說話、咀嚼、呼吸、睡眠等，其呃聲或疏或密，間歇時間沒有定時。

治　療

- **方 1**　柿蒂 10 克。

　　用法　上一味，以水煎數沸，去渣取汁溫服，一日三服。

- **方 2**　鮮生薑 30 克，蜂蜜 30 克。

　　用法　上二味，先將生薑搗絞去渣取汁，再將蜂蜜兌入薑汁中，攪拌均勻飲服。

- **方 3**　蘿蔔子 50 克。

　　用法　將蘿蔔子煎水，溫服。

- **方 4**　鳳仙花適量。

　　用法　將鳳仙花搗爛，用開水浸泡，去渣取汁飲用，每次 1 小杯。

- **方 5**　花椒 15 粒，薑汁適量。

　　用法　花椒研末，兌薑汁，開水沖服。

七、泄 瀉

病症 腹痛、腸鳴、腹瀉，大便稀薄，甚至如水樣。或惡寒發熱，頭痛鼻塞；或腹痛即瀉，瀉後痛減，瀉下糞臭便腐；或大便時瀉時止，反覆發作，胸悶納差；或黎明時瀉，瀉後即痛減，四肢不溫，舌淡苔白，脈沉細等。

治療

- **方1** 炒白朮30克，車前子15克。

用法 上二味，以水煎數沸，去渣取汁溫服，1日3次。

- **方2** 茶葉40克，明礬4克。

用法 上二味，加水400毫升，先用大火煮沸，然後用小火煎熬，將藥液濃縮至250毫升左右，去渣取汁收貯備用。每次飯前取藥液10毫升飲服。

- **方3** 鮮荔枝7個。

用法 每日吃鮮荔枝7個，連食1週。

- **方4** 乾薑、附子、煨豆蔻各適量。

用法 三味研為細末，麵糊為丸，如綠豆大。每服50粒，空腹米湯送服，1日2次。

- **方5** 山藥500克，薏米500克。

用法 將二味煮粥食用，1日3次，不拘量。

八、痢　疾

病症

　　腹部疼痛，裡急後重，下痢赤白膿血；或肛門灼熱，小便短赤，口渴心煩，身體寒熱；或痢下黏稀白凍，下腹隱痛，胸脘痞悶，神疲肢冷，舌淡，脈細弱；或高熱神昏，煩躁不安，甚則昏迷抽搐；或下痢時發時止，發作時便下膿血，裡急後重，消瘦，體無力，舌淡、苔膩、脈弱。

治　療

- **方 1**　馬齒莧 50 克，蜂蜜 30 克。

　　用法　上二味，先將馬齒莧搗絞去渣取汁，再將蜂蜜兌入馬齒莧汁中，攪拌均勻飲服。

- **方 2**　地榆 30 克，炒炭。

　　用法　上一味，研為細末，以溫開水調服。

- **方 3**　大蒜頭若干。

　　用法　將大蒜頭剝去薄皮，每次生嚼 1 個，每日 3 次，連吃數日。

- **方 4**　桂圓核不拘量。

　　用法　將桂圓核研為細末，每次 25 克，用白開水送下。

- **方 5**　白頭翁 10 克，秦皮 10 克，黃柏 15 克。

　　用法　上三味，水煎服，每日 2 次。

九、便　秘

病症　　大便數次減少，數日方行一次，糞便，難以解出。如屬熱壅，則身熱口渴，脈滑、苔黃；如屬氣鬱，則脇腹脹滿或疼痛，噫氣頻作，脈弦、苔膩；如屬氣血虛，則面唇爪皎白無華，頭暈目眩心悸，脈弱、舌淡；如屬寒氣凝滯，則腹中冷痛，喜暖，脈沉遲，苔白潤。

治療

● 方 1　核桃仁 5 枚。

　用法　上一味，每晚臨睡前，置口中細嚼，然後以溫開水送下。大便通後如此連服 1～2 個月，以鞏固療效。

● 方 2　草決明 300 克。

　用法　上一味，每用時取 60 克，以水煎數沸，去渣取汁溫服。

● 方 3　牛奶 200 毫升，蜂蜜 100 毫升，生蔥頭 2～5 根。

　用法　將蔥頭洗淨搗爛，與牛奶、蜂蜜共煮沸，早晨空腹 1 次吃完。每日 1 次，可連服數日。

● 方 4　松子仁 5 克，火麻仁 20 克，瓜蔞仁 25 克。

　用法　上三味，水煎服，每日 1 劑，2 次服。

● 方 5　土豆適量。

　用法　將土豆洗淨搗爛，用紗布包，擰汁服用。午飯前服，每次 20～30 毫升。

十、眩　暈

病症

頭暈眩轉，兩目昏黑，泛泛欲吐，甚者如倒地現象，兼耳鳴耳聲，噁心嘔吐，汗出身倦，肢體震顫。如兼肢體乏力，面色皎白，心悸怠倦者，為氣血不足；如兼腰酸腳軟，舌紅脈弦，又因情志而發作者，為肝陽上亢；如胸脘痞悶，食慾不振，嘔吐納差，苔膩脈滑，為痰濁中阻。

治療

- **方 1**　天麻 50 克。
  用法　上一味，以燒酒浸泡透，切成薄片，烘乾研為細末收貯備用。每用時取藥末 10 克，溫開水沖服。
- **方 2**　五味子 12 克，燒酒 300 克。
  用法　上二味，將五味子搗碎，放燒酒中浸泡 1 月，去渣。每日早晚各飲 1 杯。
- **方 3**　芝麻、醋、蜂蜜各 30 克，雞蛋 1 個。
  用法　將雞蛋打破取蛋清，用蛋清攪混勻芝麻、醋、糖蜜。每日服 2～3 次。
- **方 4**　白僵蠶 6 克，生薑汁 6 毫升。
  用法　將白僵蠶研為細末，以生薑汁和溫開水送服。

十一、失眠健忘

病症　　不睡或少睡，睡時難以成眠，甚至通宵達旦。其因不同而各有兼證：或多夢易驚，健忘汗出；或頭暈耳鳴，腰酸，舌紅，脈細數；或善驚易怒，心悸多夢；或性情急躁煩亂，頭暈頭痛；或脘悶噯氣，腹部脹滿，苔膩脈浮等。

治療

●**方 1**　法半夏 10 克，茯苓 10 克，粳米 8 克，炒。

　　用法　上三味，以水煎數沸，去渣取汁溫服，日三服，夜一服。

●**方 2**　龜甲 50 克，龍骨 50 克，遠志 25 克　菖蒲 40 克

　　用法　上四味，先分別研為細末，再合研均勻備用。每次用時取藥末 10 克，溫開水沖服，日三服。

●**方 3**　牛心 1 個。

　　用法　用牛心 1 個紅燒。每日 1 次，連服 4 日。

●**方 4**　酸棗仁、柏子仁各 50 克。

　　用法　上二味共炒，研細末。睡前服 15 克。

●**方 5**　生地、麥冬、五味子各 15 克，燈心草 5 克。

　　用法　上四味，水煎服用，每日 1 劑，分 2 次服。

十二、驚悸怔忡

> **病症**　　心中悸動，時發時止，善驚易恐，坐臥不安，多夢易醒。或面色無華，頭暈目弦；或心煩少寐，頭昏耳鳴；或胸腹痞悶，神疲乏力，形寒肢冷；或心緒煩躁不寧，恍惚多夢等。

治療

- **方 1**　茯神 100 克，沉香 25 克。

　　用法　上二味，共研為極細末，煉蜜為丸，每丸約重 10 克。每用時取一丸，食後以人參煎湯送下。

- **方 2**　龍眼肉 500 克，去黑皮；大黑棗 500 克，去核。

　　用法　上二味，共搗爛如泥為丸，每丸約重 10 克，每日早晨取一丸，淡鹽湯送下。

- **方 3**　珍珠末 2 克，蜂蜜 30 毫升。

　　用法　將珍珠末放入蜂蜜內調勻，略蒸化，一次服完。2～3 天 1 劑，連服 7～10 天。

- **方 4**　龍眼肉 30 克，酸棗仁 20 克，生牡蠣、生龍骨各 25 克，清半夏、茯苓各 15 克，生赭石 20 克。

　　用法　先將牡蠣、龍骨、赭石搗細，後合諸藥加水煎服。每日 1 劑，分 2 次服用。

十三、汗　證

病症　　自汗，汗出惡風，身體酸楚，寒熱。或面色皎白，畏寒肢冷，動則汗出甚；或蒸蒸汗出，口渴喜飲，面赤心煩，大便乾結。盜汗，睡時汗出，醒時汗止，心悸少寐，面色無華。或潮熱盜汗，虛煩少寐，五心煩熱，舌紅少苔，脈細數。

治療

- **方 1**　五倍子 30 克。

  用法　上一味，研為極細末，以食醋調和，分作成三個藥餅。每日睡前取一餅，置於臍部，外用紗布條固定，起床後即取下。

- **方 2**　浮小麥 30 克，糯稻粳米 30 克。

  用法　上二味，以水煎成一大碗，去渣取汁分兩次飲服。

- **方 3**　烏龜 1 隻。

  用法　將烏龜燒爛食用，每週 1 次。

- **方 4**　黑豆 100 克，紅棗 20 枚，黃花 50 克。

  用法　上三味加水共煎。每日 1 劑，分 2 次服用。

- **方 5**　韭菜根 100 克。

  用法　韭菜根加水煎服，1 次性服下。

十四、肺 癰

病症　　咳嗽吐稠痰腥臭，甚者咳吐膿血，胸中疼痛，呼吸不利，口鼻乾燥，口渴喜飲，煩躁，小便黃赤，舌紅苔黃，脈滑數。

治療

●**方 1**　魚腥草 30 克。

　　用法　上一味，以水煎數沸，去渣取汁飲服，日三服。

●**方 2**　癩蛤蟆不拘多少。

　　用法　上一味，去掉內臟洗淨，切成小塊，以白糖拌食，一日一隻，至知腥味為止。

●**方 3**　瘦豬肉 50 克，夏枯草 15 克。

　　用法　上二味，煎湯調味後食用。每日 1 次，連服7日。

●**方 4**　桃仁 15 克，冬瓜子仁 25 克，桔梗 10 克，甘草 10 克，丹皮 10 克。

　　用法　上五味，水煎服用。每日 1 劑，分 2 次服。

●**方 5**　金芥麥 30～60 克，黃酒 100 毫升。

　　用法　加水 400 毫升，隔水蒸煮 45 分鐘，去渣服，每天 1 次。

十五、吐　衄

病症　　口中或鼻中出血，或發熱咳嗽；或口渴，煩熱便秘；或口苦肋痛，煩躁易怒；或面色㿠白，神疲乏力，頭暈，心悸，耳鳴等。

治療

● **方 1**　鮮側柏葉不拘多少。

　　用法　上一味，炒黑存性，研為細末收貯備用。每用時取藥末 3 克，以米湯送服，1 日 4 次。

● **方 2**　鮮韭菜不拘多少。

　　用法　上一味，搗絞取自然汁半碗，立飲之。

● **方 3**　鮮藕汁 150 毫升，蜂蜜 30 克。

　　用法　將上二味混合調勻，內服。每日 2 次，連服 7 日。

● **方 4**　大蒜 2 頭。

　　用法　將蒜搗爛成泥，左鼻流血，敷右腳心，右鼻流血，敷左腳心。

● **方 5**　丹砂半兩，金箔 4 片，蚯蚓 3 條。

　　用法　三味研細末做丸藥，如小皂子大。每服 1 丸，冷酒送下。

十六、黃　疸

病症　　目黃，身黃，小便黃赤。若濕熱黃疸，則面色鮮明，發熱，口渴，小便短少，腹脹便秘，舌紅，脈滑數；若寒濕黃疸，則面色晦暗，神疲乏力，食少便溏，畏寒肢冷，脘腹痞脹，舌淡、脈沉遲無力。

治療

- **方 1**　茵陳 50 克。

　　用法　上一味，以水濃煎去渣取汁，分 2 次飲服。

- **方 2**　白茅根 100 克。

　　用法　上一味，以水濃煎，去渣取汁，加適量白糖，1 日分 2 次飲服。

- **方 3**　粳米 50 克，陳皮 10 克，杏仁 15 克，生石膏 20 克。

　　用法　上四味同煮粥。每日 1 次，連服 10 日。

- **方 4**　桃根適量。

　　用法　用水 1 大碗，煎至半碗成。空腹服，每日 1 次，3～5 日可見療效。

- **方 5**　大田螺 10～20 個，黃酒半小杯。

　　用法　田螺放清水中漂洗乾淨，搗碎去殼取肉，加入黃酒拌和，再加清水炖熟。飲湯，每日 1 次。

十七、水　腫

病症　　初起面目微腫，或足跗微腫，繼則腫及四肢甚或全身，皮膚光澤，按之沒指，小便短少。如屬陽證，多為急性發作，兼寒熱咳喘，胸悶，或身體困重倦怠；如屬陰證，則發病多由漸而始，兼面色蒼白，不思飲食，腰酸楚，腳寒肢冷神疲，舌淡、苔白、脈沉。

治療

● **方 1**　赤小豆 50 克。

用法　上一味，研為極細末收貯備用。每次用時取藥末 10 克，溫開水沖服，1 日 3 次。

● **方 2**　酒葫蘆（或苦葫蘆）1 個。

用法　上一味，破成小片，以水煎數沸，去渣取汁飲服，1 日 3 服。

● **方 3**　紅薯、生薑各適量。

用法　將紅薯洗淨，用刀在紅薯上挖數個孔，然後將生薑切碎，填入其中，將孔塞緊，上火烤熟，即可食用。

● **方 4**　大蒜瓣 3 個，螻蛄 5 個。

用法　上二味共搗爛為泥，貼於肚臍中，數小時可見效果。

● **方 5**　玉米 50 克，白扁豆 25 克，大棗 50 克。

用法　上三味洗淨煮粥，每日 1 次，2 次服。

十八、積 聚

病症

　　腹內脹滿，按之有結塊，或痛或不痛。或胸脇脹痛，情志不遂，易悲易憂；或脘腹脹痞，納呆，便秘；或時有寒熱，面黯消瘦，身體無力。

治療

- **方 1**　五靈脂 500 克。

用法　上一味，每用時取 50 克，以水煎數沸，去渣取汁飲服，1 日 1 次。

- **方 2**　三棱 50 克，川芎 100 克，炙黃芪 100 克

用法　上三味，共研為極細末，以食醋調糊為丸，每丸約重 10 克。每用時取一丸，溫開水送下。

- **方 3**　吳茱萸 11 克，硝石 4 克，生薑 30 克，黃酒 100 毫升。

用法　前三味破碎後泡酒中 6 日，取上清液。先服 1 劑 15 毫升，不止痛再服。

- **方 4**　鮮水紅花、大蒜、朴硝各 30 克。

用法　三味共搗爛，貼患處。

- **方 5**　玉簪花、獨蒜、穿山甲各適量。

用法　三味共搗爛、以醋調敷，貼於患處。

十九、淋　證

病症　　排尿時莖中澀痛，淋瀝不盡。或見少腹脹滿，點滴難下，甚或忽然腰痛，有兼尿中見血；或尿中時挾帶砂石；或小便渾濁，黏稠如膏；亦有不耐勞累，遇勞則發作者。

治療

● 方 1　車前草 1 把。

用法　上一味，以水煎數沸，去渣取汁飲服，1 日 3 次。

● 方 2　滑石 18 克，甘草 3 克。

用法　上二味，共研為細末，以水沖服，日服數次。

● 方 3　鮮甘蔗 500 克，藕 500 克。

用法　將上二味榨汁混勻飲用。1 日 3 次飲完，一月為一療程。

● 方 4　絲瓜絡 1 根，黃酒適量。

用法　將絲瓜絡燒存性，並研細末。每服 4.5 克，黃酒送下。

● 方 5　扁蓄 20 克。

用法　將扁蓄洗淨，放入小鍋內，倒進 2 碗清水，煎煮成 1 碗，服下。每日 3 次，連服 3 天。

二十、癃　閉

病症　小便涓滴不利，或點滴全無。少腹急痛，或脹或不脹；或面色㿠白，神氣怯弱；或煩熱口渴，舌紅、苔黃、脈數。

治療

● **方 1**　甘遂 20 克，甘草節 10 克。

　　用法　上二味，將甘遂研為細末，以水調和，敷於臍下一寸三分處。再以水煎甘草節數沸，去渣取汁溫服。

● **方 2**　田螺 1 隻，食鹽半匙。

　　用法　上二味，共搗爛如泥，敷於臍下一寸三分處。

● **方 3**　瓜蔞、蔥白各 30 克，冰片 15 克。

　　用法　前二味加清水 2000 毫升煎至 1500 毫升，連渣倒入痰盂內，加入冰片溶化備用。囑患者坐在痰盂上，乘熱薰陰部，先薰後坐浴 10～20 分鐘。

● **方 4**　蔥白 30 克，鮮車前草葉 60 克，粳米適量。

　　用法　前二味洗淨切碎，水煎去渣，放入粳米煮為稀粥，頓服之。

● **方 5**　滑石 30 克，蔥白 60 克。

　　用法　上二味水煎分服。

○傳統民俗療法 ⑬

43

□神奇天然藥食物療法　第二部分／病症治療

二十一、消　渴

病症　　口渴引飲，多食消瘦，小便頻數而量多，舌紅、苔黃、脈數；或大便乾結，頭昏無力，腰膝酸軟。

治療

● 方 1　芹菜 500 克。

　　用法　上一味，以水煎服；或搗絞取汁，將汁煮沸飲用。

● 方 2　葛粉 12 克，天花粉 12 克，豬胰臟半個。

　　用法　上三味，將葛粉，天花粉共研為極細末備用。再將豬胰臟洗淨，煎數沸，去渣取汁調和上藥末，1日內分 2 次服下。

● 方 3　葛根粉 30 克，粳米 60 克。

　　用法　將上二味同煮粥。早晚各 1 次，反覆食用。

● 方 4　山藥 25 克，黃連 10 克。

　　用法　上二味，以水煎服，每日 1 劑，分 2 次用。

● 方 5　扁豆、黑木耳各等份。

　　用法　上二味曬乾，共研細末，每次服 9 克，白開水送下。

二十二、遺　精

病症

　　夢中遺精，夜寐不安，陽強易舉。或頭目暈眩，心悸，耳鳴，腰酸，精神不振等證。滑精則不拘晝夜，動念則常有精液滑出，形體瘦弱，脈象細軟。

治療

●**方1**　五倍子500克，白茯苓200克，生龍骨100克。

　　用法　上三味，共研為極細末，以水糊為丸，每丸約重10克。每次食前以淡鹽水送下一丸，1日3次。

●**方2**　炒白朮400克，苦參300克，煅牡蠣400克，公豬肚3個。

　　用法　上四味，先將白朮、苦參、牡蠣共研為細末；再將豬肚洗淨，煮爛、烘乾，研為細末，加入上藥末中拌合均勻，水糊為丸，每丸約重10克，每次服一丸，1日2次。

●**方3**　魚鰾、菟絲子各15克，五味子、沙苑子各9克。

　　用法　上四味，以水煎服，連服數日。

●**方4**　韭菜籽100克，酒適量。

　　用法　將韭菜籽研細末，分3次以酒服用，1日服完。

二十三、陽 痿

病症　　陰莖痿軟無力，不能勃起或勃而不堅。頭暈目眩，面色㿠白，神疲乏力，腰膝酸軟，脈象細弱。

治療

- **方1**　麻雀蛋不拘多少。

　　用法　上一味，每日取2枚煮食。

- **方2**　母豬腸1具。

　　用法　上一味，洗淨曬乾，放瓦上焙焦，研為細末，收貯備用。每用時取藥末5克，燒酒送下，1日2次。

- **方3**　冬蟲夏草10克，鴨1隻。

　　用法　以冬蟲夏草與鴨同煮2小時，加入佐料服食。每週1次，可連服3週為一個療程。

- **方4**　菟絲子、韭菜子、香草子、枸杞子各10克。

　　用法　上四味，水煎服，1日分2次服。

- **方5**　陽起石、枸杞子各15克、紅糖適量。

　　用法　前二味加紅糖水煎服，每日1劑，分2次服。

二十四、疝　氣

病症　　少腹痛引睪丸，或睪丸陰囊腫大脹痛。如為寒疝，則陰囊冷痛，睪丸堅硬拘急控引少腹；如為濕熱疝，則陰囊腫熱，睪丸脹痛；如為狐疝，則少腹「氣衝」部與陰囊牽連脹痛，立則下墜，臥則入腹、久之形成陰囊偏大。

治療

● **方 1**　川楝子 10 克，茴香 15 克。

用法　上二味，共研為細末，用燒酒調和，敷於肚臍下，外用紗布覆蓋，膠布固定。

● **方 2**　草烏，梔子各 15 克。

用法　上二味，共研為細末，用蔥汁調和，敷於兩太陽穴處，外用普通膏藥固定。

● **方 3**　龍眼核 700 克，黃酒適量。

用法　將龍眼核焙乾，研為細末。每次取 10～15 克，黃酒少許送下。每日 1～2 次，連服 20～30 日。

● **方 4**　蜈蚣 1 條，蠍子 1 個，臭椿樹之白皮適量。

用法　將上藥研為細末，用黃酒或白水送服，出汗即癒。

● **方 5**　蔥衣 90 克。

用法　上味稍加水煮即可，1 次性服完，連服 7 日。

二十五、中　風

病症　　中經絡：突然口眼歪斜，肢體麻木，語言不利，口角流涎，甚則出現半身不遂。兼證見身體寒熱，舌苔薄白，脈象弦細或浮數。中臟腑：突然昏仆，神志不清，半身不遂，舌強語澀，口眼喎斜。如證見神志昏迷，牙關緊閉，兩手握固，面赤氣粗，喉中痰鳴，二便閉塞，舌苔黃膩，脈弦滑而數，是為中風閉證；如證見目合口張，鼻鼾息微，手撒遺尿，四肢厥冷，汗出，脈象細微，則為中風脫證。

治療

● **方1**　芹菜1000克。

　　用法　上一味，洗淨，搗絞取汁。每次飲3湯匙，1日3次，連服7日。

● **方2**　生石膏30克，辰砂1.5克，生蜂蜜適量。

　　用法　上二味，先分別研為細末，再合研均勻收貯備用。每用時取藥末10克，以生蜂蜜調下。

● **方3**　菊花15克，粳米100克。

　　用法　以菊花、粳米煮粥，可長期服用。

● **方4**　香蕉花5克。

　　用法　將香蕉花煎水，代茶飲用。

二十六、面　癱

病症

　　　　睡眠醒來時，突然一側面部麻木鬆弛，不能作蹙額、皺眉、露齒、鼓頰等動作。口角向健側歪斜，漱口漏水，患側額紋消失，鼻唇溝平坦，眼瞼閉合不全，迎風流淚，少數病人初起時有耳後、耳下及面部疼痛。

治療

●**方 1**　皂角去皮，不拘多少。

　　用法　上一味，研為極細末，以陳醋調和成膏狀，塗面上，左斜塗右，右斜塗左，乾則頻換。

●**方 2**　篦麻子 10 克，（去殼）冰片 1.5 克。

　　用法　上二味，共搗爛如泥，貼於面上，左斜貼右，右斜貼左，以正為止。

●**方 3**　天南星 9 克，白及 3 克，草烏 9 克，僵蠶 7 克，白附子 9 克。

　　用法　上五味，共研為細末，貯瓶備用。每次取散藥適量，用活鱔魚血調和成糊狀，外塗擦患側，每日塗 1 次，復正後去藥洗淨。

●**方 4**　生薑汁 1 毫升，生南星 1 克。

　　用法　將南星研細末，以薑汁調如糊狀。斜左貼右，斜右貼左。

二十七、頭　痛

病症　頭痛，或發時痛勢陣作，如錐如刺，痛有定處，甚則頭皮腫起成塊；或頭兩側痛，目眩，心煩善怒，口苦面赤，脈弦數；或痛勢綿綿，頭目昏重，神疲乏力，面色無華，畏寒喜暖，脈細弱。臨床上以疼痛部位不同，分前頭痛、後頭痛、頭頂痛、偏頭痛、全頭痛。

治療

● **方 1**　蔓荊子 8 克。
　　用法　上一味，以水煎數沸，去渣取汁飲服，可頓服。

● **方 2**　石楠葉 10 克。
　　用法　上一味，以水煎數沸，去渣取汁溫服。

● **方 3**　雞蛋 2 個，打破；枸杞 15 克。
　　用法　用水攪拌雞蛋、枸杞，並加調料品蒸熟透。每日 1 次。可長期服用。

● **方 4**　刀豆根 25 克，黃酒 1 兩。
　　用法　二味加水熬湯 1 杯。每次服 1 杯，日服 3 次。

● **方 5**　川芎 20 克，白果 5 個，茶葉 5 克，蔥頭 3 個。
　　用法　上藥以水煎服之。

二十八、胸　痺

病症　　胸悶如窒，呼吸不暢，咳嗽喘息，心悸，甚則胸痛徹背，背痛徹心，喘息不能平臥，面色蒼白，自汗出，四肢逆冷，舌淡苔白，脈象沉細。

治療

- **方 1**　陳敗蒲扇 1 把。
  用法　上一味，燒灰存性，研為細末，分兩次溫開水沖服。
- **方 2**　蚯蚓 4 條，生薑汁，薄荷汁各 1 茶匙，蜂蜜半酒杯。
  用法　上四味，先將蚯蚓洗淨，搗爛如泥，加入生薑汁、薄荷汁、蜂蜜拌勻，然後加井水調服。
- **方 3**　瓜蔞 1 枚搗，薤白 12 克，白酒適量。
  用法　上藥水煎服。每日 1 劑，分 2 次服。
- **方 4**　木香、鬱金各 10 克，黃酒適量。
  用法　水煎二藥，用黃酒送服，每日 2 次。
- **方 5**　酸棗根 30 克，半夏 10 克，黃酒適量。
  用法　水煎二藥，用黃酒送服，每日 2 次。

二十九、脅 痛

病症 　　一側或兩側脅肋疼痛。或疼痛攻竄不定，每因情志不遂而發，胸悶、食少，噯氣，脈弦；或脅痛，口苦，胸脘痞悶，納呆，惡心，嘔吐，便黃，苔黃膩，脈弦數；或脅痛如刺，痛處不移，入夜更甚，脅下或見癥塊，舌紫暗，脈沉澀；或兩脅引痛，勞累而發，口乾，心中煩熱，頭暈目眩，舌紅少苔，脈弦細。

治 療

- **方 1** 青皮8克，延胡索10克。

　　用法 上二味，共研為極細末，分三次於每日早晨空腹以白開水送下。

- **方 2** 薑黃15克，鬱金15克。

　　用法 上二味，以水煎數沸，去渣取汁，加黃酒一小杯飲服。

- **方 3** 桃仁、芝麻、白糖、蜂蜜各500克。

　　用法 先將桃仁、芝麻搗碎，後加白糖、蜂蜜攪拌之共服用，早晚各1勺。

- **方 4** 地膚子6克，黃酒適量。

　　用法 地膚子研細末散，用黃酒送服。

- **方 5** 乾薑1份，香附2份。

　　用法 上藥先為細末。每次9克，米湯送下。

三十、胃 痛

病症　　胃脘疼痛，或突然發作疼痛，身體寒熱，局部喜暖怕冷，口淡不渴，苔白；或隱隱作痛，嘔噁，泛吐清水，喜暖喜按，手足不溫，神疲乏力，脈虛軟。如肝氣犯胃，則胃脘疼痛脹滿，並疼痛牽引兩脇下，噯氣頻頻，嘔逆酸苦，苔薄白，脈象沉弦。

治療

- **方 1**　五靈脂適量。

　　用法　上一味，燒令煙盡，研為細末收貯備用。每次用時取藥末 10 克，溫開水送下。

- **方 2**　當歸、川芎、乳香、沒藥各等分。

　　用法　上四味，研為細末，拌合均勻。加食醋炒熱，乘熱敷於胃脘部，外用紗布條固定。

- **方 3**　蜂蜜 100 毫升。

　　用法　取新鮮蜂蜜，沖入適量溫開水即可飲用。每次 10～20 毫升，每日 3 次。

- **方 4**　乾薑 10 克，胡椒 10 粒。

　　用法　二味曬乾搗碎研末，用開水沖服，

- **方 5**　金鈴子 15 克，延胡索 12 克。

　　用法　二味水煎，每日分 2 次服。

三十一、腹　痛

病症　　腹部疼痛，脹滿，拒按，厭食，噯腐吞酸；或腹部痞痛，痛勢急暴，畏寒怕冷，大便溏薄，四肢不溫；或腹痛綿綿，時發時止，痛時喜溫喜按，神疲乏力，舌淡苔薄白，脈沉細。

治療

- **方 1**　五靈脂 10 克，炮薑 10 克。
  用法　上二味，共研為極細末，以熱酒沖服。
- **方 2**　白芍 10 克，甘草 3 克，肉桂 3 克。
  用法　上三味，以水煎數沸，去渣取汁溫服。
- **方 3**　米醋 200～300 毫升。
  用法　將米醋一次飲下。此方用於因蚘而致腹中絞痛。
- **方 4**　當歸 30 克，桂心 15 克，乾薑 6 克，炙甘草 6 克。
  用法　上藥水煎服，每日 1 劑，分 2 次服。
- **方 5**　生蔥 60 克，生白蘿蔔 80 克。
  用法　將二味炒半熟，趁熱布包，敷於腹部。

三十二、腰　痛

病症　　　腰部一側或兩側疼痛。如外感寒濕者，則腰部冷痛重著，轉側不利，遇陰雨寒冷則發病或加重。如血瘀氣滯腰肌勞損者，則腰痛固定不移，痛如針刺，輕者俯仰不便，重者因痛劇而不能轉側，痛處不可觸摸。如腎虛腰痛者，則腰部酸軟空虛，隱隱作痛，綿綿不已，腿膝無力，勞累後則更甚，臥則減輕，有的可伴有神疲乏力倦怠，面色㿠白，手足不溫，精冷等症；有的可伴有心煩失眠，口燥咽乾，手足心熱，尿黃，舌紅，苔黃，脈數等症。

治療

- **方 1**　威靈仙 10 克。

　　用法　上一味，以水煎數沸，去渣取汁溫服，此用於風濕性腰痛

- **方 2**　羊腎 1 對，杜仲 10 克。

　　用法　上二味，先將羊腎破開，去掉白筋，洗淨切成小片，加鹽醃去水腥，同杜仲放在一起蒸熟，去掉杜仲，以羊腎下酒。若無羊腎，用豬腎亦可。此用於腎虛腰痛。

- **方 3**　粳米 100 克，核桃肉 60 克。

　　用法　將核桃仁搗爛，與粳米混勻，加水適量煮成粥，一次服完。日一劑，療程不限。此用於腎虛腰痛。

三十三、痺　證

病症　　風寒濕痺：肢體關節酸痛，活動則疼痛加劇，或部分肌肉酸重麻木，遷延日久，可致肢體拘急，甚則各部大小關節腫大。如風氣偏重者，則疼痛呈游走性；如寒氣偏重者，則局部痛甚而冷，得熱可減輕；如濕氣偏重者，則肢體沉重酸痛。風熱濕痺：關節疼痛，痛處有灼熱感，或見紅腫，痛不可觸近，得冷則舒緩，關節活動障礙，並兼有發熱，口渴，煩悶不安，舌苔黃燥，脈象滑數等症。

治　療

● **方 1**　石楠葉 10 克。

　用法　上一味，剪碎，以水煎 1～2 沸，去渣，將藥水裝暖水瓶中，當作茶飲，一日一瓶。

● **方 2**　五加皮 250 克，白酒 1000 克。

　用法　上二味，將五加皮洗淨切碎，放入酒中密封浸泡，半月後開封去渣，每日早晚各飲 10～20 毫升。

● **方 3**　薏米 150 克，水 500 毫升。

　用法　將薏米研成細粉，置於鍋內加水熬粥。每日一次，連服 7 日為一療程。

● **方 4**　入地金牛 15 克，雞蛋 1 個。

　用法　上二味同煮，蛋熟去皮再煮片刻，飲湯食雞蛋。

三十四、痿　證

病症　　四肢肌肉弛緩無力，運動障礙，肌肉日漸消瘦，日久則肌肉萎縮不用。如為肺熱陰傷，則有發熱，咳嗽，心煩，口渴，小便短赤；如為濕熱蘊蒸，則見有身體發熱重，胸悶，小便混濁，苔黃膩，脈濡數；如為肝腎不足，則見有腰脊酸軟無力，遺精早泄，頭目暈眩，舌苔紅，脈細數。

治療

● **方 1**　炒蒼朮，炒黃柏各等分。

用法　上二味，共研為細末備用。每用時取藥末10克，搗絞生薑取汁沖服。

● **方 2**　萆薢，杜仲炒，肉蓯蓉酒浸，菟絲子酒浸，各等分。

用法　上四味，共研為極細末備用。另取豬腎，以酒煮爛，同前藥末合搗為丸，每丸約重 10 克。每用時取一丸，空心酒下。

● **方 3**　熟地、山藥、玄參、甘菊花各 30 克，白芥子 10 克，當歸、白芍、臺黨各 15 克，神曲 6 克。

用法　上藥加水共煎服，每日 1 劑，分 2 次服。

● **方 4**　熟地、玄參、麥冬各 30 克，甘菊花、生地、沙參、地骨皮各 15 克，車前子 6 克，臺黨 3 克。

用法　上藥加水共煎服，每日 1 劑，分 2 次服用。

三十五、瘧　症

病症　　寒熱往來，汗出而息，休作有時。病之初，呵欠乏力，毛孔粟起，旋即寒戰鼓頷，肢體酸楚，繼而內外皆熱，體若燔炭，頭痛如裂，面赤唇紅，口渴引飲，得汗則熱退身涼。舌苔白膩，其脈寒戰時弦緊，發熱時滑數。間時而作，有一日一發，二日一發，三日一發的。如果久瘧不癒，左脇下可能出現痞塊，按之作痛或不痛，叫做瘧母。

治　療

● 方1　常山15克。

　　用法　上一味，以水煎數沸，去渣取汁，於瘧疾發作兩小時前服下。

● 方2　柴胡10克，黃芩5克，茶葉8克。

　　用法　上三味，以水煎數沸，去渣取汁溫服，一日三服。

● 方3　食醋25毫升，小蘇打4克。

　　用法　上二味混合，在發病前2小時服下，

● 方4　鮮地骨皮50克，茶葉5克。

　　用法　水煎二味，於發病前2～3小時1次性服完。

● 方5　馬蘭30克，白糖20克。

　　用法　二味放入杯中，用沸開水沖泡，發病前半小時服用。

三十六、坐骨神經痛

病症 臀部、大腿後側、小腿後外側及足部發生燒灼樣，或針刺樣疼痛，活動則疼痛加重。如屬原發性坐骨神經痛，起病呈急性或亞急性發作，沿坐骨神經有放射痛和明顯的壓痛點，起病數日最劇烈，經數週或數月則漸漸緩解，常因感受外邪而誘發。如屬繼發性坐骨神經痛，除原發病症外，咳嗽、噴嚏、排便等均可使疼痛加劇，腰椎旁有壓痛及叩擊痛，腰部活動障礙，活動時下肢有放射性疼痛感。

治療

● **方 1** 蒼朮 15 克，鹽水炒，黃柏 15 克，酒浸一晝夜，炙焦。

用法 上二味，以水煎數沸，去渣取汁，空心服，1 日 3 服。

● **方 2** 當歸 8 克，白芍 10 克，甘草 8 克，制附子 8 克。

用法 上四味，以水煎數沸，去渣取汁溫服，1 日 3 服。

● **方 3** 桂枝 15 克，炒白朮 30 克，生龍骨 40 克，川附子 15 克。

用法 上四味藥加水煎服，每日 1 劑，分 2 次服用。

● **方 4** 稀薟草 1000 克，桑枝 1500 克，60 度白酒 250 毫升。

用法 前二味水煎 250 毫升，兌入白酒，並裝入瓶中備用。每日 3 次，每次服 20～25 毫升，連服 7 日。

三十七、三叉神經痛

> **病症**　　疼痛突然發作，以面頰和上、下頜部為主，病發時間短暫，數秒鐘或數分鐘後緩解，一段時間後又可反覆發作，並常因觸及面部的某一點而誘發，疼痛時呈陣發性閃電樣劇痛，其痛如刀割，針刺、火灼，可伴有疼痛側面部肌肉抽搐、流淚、流涕及流涎等現象。

治療

● **方 1**　白芷 10 克。

　　用法　上一味，以水煎數沸，去渣取汁，分 2 次飲服。

● **方 2**　蒼耳子 30 克，川芎 30 克。

　　用法　上二味，共研為極細末收貯備用。每次用時取藥末 3 克，溫開水沖服，1 日 2 次。

● **方 3**　川羌活 150 克，細辛 50 克，川烏 50 克。

　　用法　上藥共研細末，成人每服 5～7.5 克，每日 3 次，開水送下（註：病重者可加量或增服次數，老幼者酌減。若牙痛或面痛重者，含漱至痛止，並忌生冷、魚腥、含半夏的中成藥，高血壓病人慎用）。

● **方 4**　生地 15 克，玄參 15 克，麥冬 25 克，牛膝 6 克，白芷、當歸、川芎各 10 克。

　　用法　上藥加水共煎服，每日 2 次。若疼痛劇烈可加珍珠母 20 克。

三十八、漏肩風（肩關節周圍炎）

　　風寒外感者，肩部散漫疼痛，晝輕夜重，動則疼痛加劇，活動受限，局部畏寒，得溫痛減，舌淡苔白，脈浮弦或浮緊；經脈失養者，肩痛日久，肩部筋肌失養，攣縮而軟短，舉臂不及頭，後旋不及背，酸痛乏力，局部畏寒，得溫則減，受寒則劇，舌淡苔白，脈細。

治療

　　●**方 1**　白鳳仙根、臭梧桐、生薑、大蒜頭、韭菜各500 克。

　　用法　上五味，共搗絞取汁，將藥汁用小火熬為膏，攤貼患處。

　　●**方 2**　淫羊藿 30 克，白酒 1000 克。

　　用法　上一味，放於 1000 克白酒中，密封浸泡半月，每日睡前飲 10～20 毫升杯。

　　●**方 3**　生川烏、生草烏、建曲、蒼朮各 9 克，甘草30 克，酒 500 毫升。

　　用法　用酒浸泡上藥，7 天後服用。每晚睡前服3～6 毫升，服時將藥酒搖勻。

　　●**方 4**　秦艽 45 克，桂枝 30 克，僵蠶 30 克，雙花30 克，紅花 30 克，丹參 15 克，防風 15 克。

　　用法　上藥共研細末，沖服。每服 9 克，每日 3次。

三十九、月經不調

病症　　月經或先期或後期或先後不定期。先期者，即月經提前而至，甚至經行一月二次，經色鮮紅而紫，伴有煩熱，口乾渴而喜冷飲，舌紅，苔黃，脈數；後期者，即月經推遲未潮，甚至 40 或 50 天一次，經色暗淡，畏寒喜暖，小腹發涼，舌淡苔白，脈遲弱；先後不定期者，即月經來潮無固定期限，經量或多或少，經色或紫或淡，體質虛弱，面色萎黃，舌淡，脈象細澀。

治療

● 方 1　丹參 500 克。

用法　上一味，曬乾研為細末，收貯備用。每用時取藥末 10 克，陳酒送服，1 日 1 次，連服二月。

● 方 2　益母草 10 克，紅糖 15 克。

用法　上二味，以水煎數沸，去渣取汁溫服，1 日 2 次，連服 3 日。

● 方 3　生藕節 500 克，側柏葉 100 克。

用法　上二味，搗爛取汁，加溫開水服用。每日 3 次，5 日為一療程。

● 方 4　絲瓜子適量，紅糖少許。

用法　將絲瓜子焙乾，水煎，再加紅糖即成。每用時以黃酒溫服。

四十、痛　經

病症	

實證：行經不暢，少腹疼痛。血瘀者，腹痛拒按，經色紫紅而夾有血塊，下血塊後痛即緩解，脈象沉澀，舌質紫暗；氣滯者，脹甚於痛，或脹連胸脇，胸悶泛噁，脈象弦。**虛證**：月經淨後腹痛，痛勢綿綿不休，少腹柔軟，喜溫喜按，經量減少，並每伴有腰酸肢倦、納呆，心悸，頭暈，舌淡，脈弱等症。

治療

- **方 1**　當歸 20 克。

　　用法　上一味，以水、酒各半煎數沸，去渣取汁溫服。

- **方 2**　炒艾葉 10 克，紅糖 10 克。

　　用法　上二味，以水煎數沸，去渣取汁溫服。

- **方 3**　生薑 30 克，花椒 10 克，紅棗 10 枚，紅糖 30 克。

　　用法　以上四味，共煎飲服。於月經來潮前服用。每日 1 次，連服 3～5 日。

- **方 4**　山楂 50 克，向日葵籽 25 克，紅糖 50 克。

　　用法　上藥共炒熟研碎，加水煎濃汁，入紅糖，於行經期間連服 2 劑。

- **方 5**　蒜汁 1 杯，紅糖 50 克。

　　用法　將紅糖加入蒜汁中，溫熱服下，服後俯臥半小時，可見療效。

四十一、經 閉

病症　　　如果血枯經閉，則經量逐漸減少，終乃閉止。並見有納呆食少，大便稀溏，面唇色澤不榮，頭暈心悸，精神疲倦，舌淡脈細澀；如果血滯經閉，則月經閉止，少腹作脹作痛，並伴有煩熱，口渴，胸悶等症，重症時則腹部出現癥瘕，大便乾結，肌膚甲錯，舌質紫暗或瘀點，脈沉弦而澀。

治療

● **方1**　凌霄花 24 克。

　用法　上一味，炒乾研為細末收貯備用。每用時取藥末 6 克，飯前溫酒送服。

● **方2**　蠶砂 120 克，黃酒 750 克。

　用法　上一味，炒半黃色放瓦罐中，加黃酒 750 克，煎數沸去蠶砂，將酒裝於瓶中封好。每天飲一、二杯。

● **方3**　母雞 1 隻，黃酒適量。

　用法　將母雞洗淨切塊，加入黃酒共燉熟服用。每日 1 次，連服 3 日為一療程。

● **方4**　茜草 50 克。

　用法　上藥水煎，早晚空腹服。

● **方5**　田雞 1 隻，黃豆 15 克。

　用法　上二味燉熟吃，連用數日。

四十二、崩　漏

　　　　崩中漏下。初起血量多，顏色紫紅，血濃稠而夾有瘀塊，腹痛拒按，便秘，口乾作渴，是為實熱者；血色鮮紅，頭暈耳鳴，心悸失眠，午後潮熱，是為陰虛者；病久漏下，血色淡或晦暗，少腹冷痛，面色㿠白，神疲乏力，倦怠嗜臥，胃納減少，是為氣虛者。漏久不止，或崩血過多，出現昏厥，面色蒼白，冷汗淋漓，呼吸急促，四肢逆冷，脈微欲絕。

治療

● **方1**　生黃芪50克。

　用法　上一味，以水煎數沸，去渣取汁溫服，1日3服。

● **方2**　當歸30克，紅花24克，冬瓜仁5克，阿膠30克。

　用法　上四味，以水先煎前三味，數沸後去渣取汁，加阿膠烊化頓服，主治老年血崩；各藥減半，可治青壯年血崩。

● **方3**　鮮藕節、生地、白茅根各60克，冰糖適量。

　用法　將鮮藕節、生地、白茅根共煎取汁，加入冰糖，當茶飲用。

● **方4**　乾薑炭9克，黃酒適量。

　用法　薑炭研末，黃酒沖服。

● **方5**　當歸30克，荊芥30克。

　用法　當歸、荊芥二味加水、酒各1杯煎服之。

四十三、白帶過多

病症 帶下量多，色白氣腥，質稠無臭，綿綿不斷，伴有腰膝酸重無力，神疲乏力，頭暈肢軟，食慾不振，便溏腹冷，舌淡苔白或膩或白滑，脈象緩弱或沉遲。

治療

● **方 1** 菝葜50克。

用法 上一味，以水煎數沸，去渣取汁溫服，1日3服。

● **方 2** 枯礬 30 克，杏仁 10 克，去皮尖。

用法 上二味，共搗研為極細末，煉蜜為丸如棗核大，睡時放於陰道中，待其自行溶化。

● **方 3** 蓮子 50 克，紅棗 10 枚，糯米 50 克。

用法 將上三味，共煮粥服用。每日 2 次，食至白帶癒為止。

● **方 4** 雞蛋 1 個，艾葉、酒各適量。

用法 上三味共煮食用，每日 1 次。

● **方 5** 槐花炒，牡蠣煅，各等份。

用法 上藥為末，備用。用時以酒服 9 克，取效。

四十四、妊娠惡阻

病症　　脾胃虛弱者，妊娠四五十天左右，始覺脘腹痞脹，嘔噁不食或食入即吐，四肢倦怠，思睡懶言，舌質淡或邊有齒印，苔白，脈滑；肝胃不和者，嘔吐苦水或酸水，脘悶脹痛，噯氣嘆息，精神抑鬱，舌淡苔白，脈弦滑。

治療

- **方 1**　炒白朮 15 克。

  　用法　上一味，以水煎數沸，去渣取汁溫服，1 日 3 服。

- **方 2**　烏梅 10 克，炒白芍 8 克。

  　用法　上二味，以水煎數沸，去渣取汁溫服，一日 2 服。

- **方 3**　柚子皮 30 克。

  　用法　將柚子皮削成薄片，水煎作茶飲。每日 1 劑，療程不限。

- **方 4**　竹茹 15 克，陳皮 5 克。

  　用法　上二藥，以水煎服。每日 1 劑，分 2 次服。

- **方 5**　甘蔗汁 1 杯，生薑汁 4～5 滴。

  　用法　上二味混合均勻，每小時服適量。

四十五、滯　產

病症

　　孕婦臨產時羊水已下，陣痛減弱，胎兒卻不能娩出，並伴有精神疲倦，脈象沉細，甚或散亂。

治療

● **方 1**　蒲黃 10 克，槐子 15 克，微炒。

　　用法　上二味，共研為極細末，每服時取藥末 10 克，以溫酒調服。

● **方 2**　生地黃汁 1 杯，生薑汁 2 杯。

　　用法　上二味，共煎至一杯，分兩次以燒酒調服。

● **方 3**　當歸 5 克酒洗，川貝母 3 克，黃芪、荊芥穗各 2.5 克，厚朴 2 克薑汁炒，艾葉 2 克，菟絲子 4 克，川芎 4 克，薑活 1.5 克，枳殼 2 克麩炒，甘草 2 克，白芍 3 克酒洗炒。

　　用法　上諸味藥加薑 3 片，清水適量共煎，空腹溫服。

● **方 4**　當歸、川芎各 12 克。

　　用法　上二味水煎服。每日 1 劑，分 2 次服。

四十六、胞衣不下

病症　　　如果是氣虛，產後胞衣不下，少腹微脹，按之不痛，有塊不堅，陰道流血量多，色淡，並伴有面色㿠白，頭暈心悸，神疲氣短，畏寒喜暖，舌淡苔薄白，脈虛弱。如果是血瘀，產後胞衣不下，小腹疼痛，拒按，按之有塊而硬，惡露甚少，色黯紅，面色紫暗，舌質黯紅，脈沉弦或沉澀。

治療

- **方 1**　芡實葉 1 張。

　　用法　上一味，扯作二、三塊，以水煎數沸，去渣取汁溫服。

- **方 2**　明礬 1.5 克。

　　用法　上一味，研為細末，以開水沖服。

- **方 3**　雞蛋 3 個，陳醋 100 毫升。

　　用法　將陳醋放入鍋內煮沸，打入蛋黃調勻，一次沖服。

- **方 4**　血靈脂 12 克，半生半炒，燒酒適量。

　　用法　上藥用燒酒沖服。

- **方 5**　生薑、蔥白各 12 克，童便適量。

　　用法　上三味加水煎數沸，頓服之。

四十七、乳　缺

病症　　乳少甚至全無，乳汁清稀，乳房柔軟而無脹痛感，面色唇爪無華，心悸氣短，納少便溏，舌淡紅，脈細弱；或乳汁不行，乳房脹硬而痛，胸脇脹滿，食慾減退，大便乾結，小便短赤，舌苔薄黃，脈弦或弦數。

治療

- **方 1**　赤小豆 100 克，糯米 200 克。
  用法　上二味，洗淨，以水煮粥食。
- **方 2**　豬蹄 1 對，穿山甲 20 克。
  用法　上二味，先用香油炒穿山甲，再將二味置砂鍋中煮爛，去掉穿山甲，加蔥調和食之。
- **方 3**　活鯽魚 1 條，豬蹄 1 支。
  用法　將活鯽魚和豬蹄共煮湯。每日 1 次，連服 3～7 日為一療程。
- **方 4**　豆腐 500 克，王不留行 30 克。
  用法　炒王不留行，加水煎二味，吃豆腐喝湯。
- **方 5**　花生米 60 克，黃豆 60 克，豬蹄 2 支，通草 10 克。
  用法　上四味，同放入鍋內炖煮，除通草外，吃花生米和黃豆並喝湯，連吃數次。

四十八、乳　癰

病症 乳房結塊，併紅、腫、熱、痛，證重時則腐爛化膿外潰。本病往往發生在產後哺乳期間，尤以初產婦為多見。

治療

- **方 1**　生半夏適量。
  用法　上一味，以細紗布包裹，塞於患乳對側的鼻孔中。
- **方 2**　絲瓜絡 30 克。
  用法　上一味，以水煎數沸，去渣取汁溫服。
- **方 3**　核桃適量。
  用法　將核桃打碎除去肉仁，取殼煅燒存性，研為細末，每用時取藥末 10 克開水沖服。每日 3 次，連服數日。
- **方 4**　蒲公英、紅藤、鴨跖草各 30 克。
  用法　上藥加水煎服，每天 1 劑。
- **方 5**　面、醋各適量。
  用法　將面、醋混合調勻，外敷患處。

四十九、產後惡露不盡

病症　「惡露」，是指產婦分娩後，由陰道內排出的餘血和濁液。臨床上常見有氣滯和血瘀兩種。產後惡露不下，或下亦甚少，小腹脹痛，胸脇脹滿，舌淡苔薄白，脈象弦，是為氣滯；產後惡露甚少或不下，色紫暗，小腹疼痛拒按，痛處有塊，舌紫黯，脈澀，是為血瘀。

治療

● **方 1**　益母草 200 克。

　　用法　上一味，搗爛取汁，加少許紅糖，以適量白酒沖服。

● **方 2**　鹿角霜 30 克。

　　用法　上一味，研為細末，以水、酒各半煎服。

● **方 3**　豬瘦肉 100 克，田七 10 克。

　　用法　取田七用花生油炸酥，打碎，與豬瘦肉共蒸，入油、鹽調味，連湯帶肉一次服完。每日一劑，以癒為度。

● **方 4**　五靈脂 20 克，蒲黃 15 克。

　　用法　先將五靈脂醋炒，後將二味研為粉末。分 2 次服下，用酒沖服之。

● **方 5**　生藕 500 克。

　　用法　上味水煎服用。

五十、產後腹痛

病症 　　產後小腹隱隱作痛，腹軟而喜按，惡露量少色淡，頭暈耳鳴，大便乾燥，舌淡苔薄，脈虛細；或產後小腹疼痛、拒按；或得熱稍減，惡露量少，澀滯不暢，色紫暗而有塊；或胸脇脹痛，面色青白，四肢不溫，舌質黯，苔白滑，脈沉緊或弦澀。

治療

- **方1** 五靈脂 60 克。

　　用法 上一味，加食醋潤透炒焦，研為細末。每用時取藥末 10 克，以酒沖服。

- **方2** 白雞冠花 50 克。

　　用法 上一味，以黃酒 300 克煎服。

- **方3** 山楂肉 24 克，紅糖 30 克，米酒 100 毫升。

　　用法 上三味，共放入鍋中，加清水 300 毫升，煮取 150 毫升，一次服完。

- **方4** 當歸 10 克，白芍 10 克，羊肉 300 克，甘草 3 克。

　　用法 上四味燉煮熟，每日服 1 劑，2 次服。

- **方5** 杜仲、桃仁、阿膠各 6 克。

　　用法 用黃酒和水各半，煎上藥服之。

五十一、產後血暈

病症　產後陰道出血量多，人突然昏暈，面色蒼白，心悸，憒悶不適，昏不知人，甚則四肢厥冷，冷汗淋漓，舌淡無苔，脈微欲絕或浮大而虛。

治療

● **方 1**　韭菜 100 克。
　　用法　上一味，搗爛，以白酒 250 克煎數沸，盛於壺內，將壺口對準患者鼻孔吸入。

● **方 2**　薤白適量。
　　用法　上一味，搗絞取汁，取數滴滴入患者鼻孔中。

● **方 3**　人參 3 克，附子 6 克，炮薑 12 克。
　　用法　上三味，以水煎服。

● **方 4**　生半夏 30 克。
　　用法　上一味研細末，用冷水調和，做成黃豆大藥丸。每用時取藥 1 丸，塞於產婦鼻孔中。

● **方 5**　乾漆 50 克。
　　用法　上一味，點燃，取煆煙薰產婦鼻孔。

五十二、產後發熱

病症

　　產後身體發熱，或發熱惡寒，小腹疼痛拒按，惡露有臭氣；或寒熱時作，惡露量少或不下，小腹疼痛拒按；或惡寒發熱，肢體疼痛，咳嗽流涕；或產後失血過多，微熱自汗，頭暈目眩，心悸失眠等。

治療

● **方 1**　荊芥穗 15 克，炒焦，薄荷 8 克。

　　用法　上二味，以水煎荊芥穗一、二沸，再加薄荷微煎，去渣取汁溫服。

● **方 2**　當歸 30 克，熟地 60 克。

　　用法　上二味，以水煎數沸，去渣取汁，加黃酒一小盅飲服。

● **方 3**　粳米 100 克，生地黃汁 50 毫升，蓮藕汁 50 毫升，益母草汁 50 毫升，蜂蜜 60 毫升。

　　用法　將粳米加水適量煮粥，待粥將成時，同時加入各種藥液再煮片刻，取出候涼，隨意服食，每日一劑，連服 5～7 劑。

● **方 4**　松花、蒲黃、川芎、當歸、石膏各等份。

　　用法　上藥共為細末，每服二錢、水二合、紅花二捻，同煎七分、細呷。

五十三、小兒驚風

病症　　**急驚風**：初起壯熱面赤，煩躁不寧；繼則神志昏迷，兩目直視，牙關緊閉，角弓反張，四肢抽搐、顫動，或陣發或持續不已；**慢驚風**：面黃肌瘦，精神委頓，肢體倦怠，呼吸氣緩，昏睡露睛，四肢厥冷，或有吐逆，尿清便溏，或完穀不化，時有頸項強直，手足抽搐，脈象沉遲無力，舌淡苔白，指紋青淡。

治療

●**方 1**　車前子 10 克。

用法　上一味，以水煎數沸，去渣取汁，加蜂蜜調服。

●**方 2**　全蝎 2 條，僵蠶 15 克，天麻 3 克。

用法　上三味，焙焦研為細末，以開水沖服。

●**方 3**　牛膽 1 個，南星 50 克。

用法　在冬月時，將南星研成極細末，填入牛膽內，用線紮牢，吊屋檐下風乾，取出南星末瓷瓶封存。用時每取 3 克，開水灌服；同時用指甲按壓人中穴位，至醒為度。此用於小兒急驚風。

●**方 4**　甘草 0.6 克，朱砂 0.3 克，生大黃 0.9 克，紅砂糖 4.5 克。

用法　上藥共為細末，入開水溶化調藥 1 茶匙，徐徐勻 2 次，溫幾灌下。

五十四、小兒泄瀉

病症　　腹痛泄瀉，便黃氣臭，或瀉下急迫如注，口渴，發熱，小便短少；或便下稀溏色淡，臭氣輕輕或為腥氣，腹痛喜溫喜按；前者為有熱，後者為有寒。如果傷食而瀉，則腹脹腹痛，瀉後痛脹減輕，口臭納呆，便腐穢酸臭狀如敗卵；如果脾胃虛弱而致泄瀉，則為久瀉不癒，大便清稀如水樣，並伴有不消化食物，面黃肌瘦，精神不佳等症。

治療

● **方 1**　萊菔子 10 克，芒硝 18 克，碾碎。

　用法　上二味，先將萊菔子炒熟，加芒硝裝於一只布袋內，置於中脘部。

● **方 2**　黃丹水飛、朱砂水飛、枯礬各等分。

　用法　上三味，共研為細末，搗棗肉為丸如黃豆大，每服時取三、四丸，置火上燒存性，研細，淘米水沖服。

● **方 3**　烏梅 10 個，紅糖適量。

　用法　將烏梅加水 500 毫升煎湯，後加紅糖，代茶飲。

● **方 4**　蔥白 6 個，食鹽 1 撮，黃米酒 1 碗。

　用法　將上三味混合炒熱，白布包好，敷於肚臍上，涼時再熱，數次即可見效果。

五十五、小兒積滯

病症　　傷乳者，嘔吐乳片，口中有乳酸味，不欲吮乳，煩躁不安，腹痛哭啼，指紋紫滯；傷食者，嘔吐酸餿食物殘渣，脘腹脹痛拒按，煩躁，納呆厭食，大便臭穢，脈弦滑；如有脾虛者，兼見有面色萎黃，納呆不欲食，便溏稀薄，腹脹滿，舌淡苔白而厚膩，脈象細弱，指紋青淡。

治療

- **方 1**　胡蘿蔔適量。
  用法　上一味，搗絞取汁，加紅糖煎服。
- **方 2**　山楂子 30 粒。
  用法　上一味，搗碎，以水濃煎，去渣取汁溫服。
- **方 3**　鯽魚 1 條，生薑 30 克，雞內金 10 克。
  用法　將鯽魚洗淨，生薑切片，並雞內金同入鍋中，加水共煮成湯服用。每日 1 次，連服 5 日為一療程。
- **方 4**　生薑汁、鮮紫蘇汁各適量。
  用法　上二味混合調勻，頓服之。
- **方 5**　乾薑、小茴香各 15 克，川椒 12 克。
  用法　上藥共為細末，裝入 4 寸見方的紗布袋內，放在肚臍上，再上敷熱水袋。

五十六、小兒疳積

病症　　發病緩慢，初起身微發熱、或午後潮熱，喜食香鹹、酸味等物，口乾腹膨，便瀉穢臭，尿白米泔，煩躁不安，啼哭，不思飲食；繼則積滯內停，肚大臍突，面色萎黃，形體消瘦，肌膚甲錯，毛髮稀疏；久延則見神疲肢軟，面色㿠白，氣虛乏力等症。

治療

- **方 1**　鵝不食草 10 克。

  用法　上一味，同豬肉一起炖爛，去草吃肉。

- **方 2**　鮮扁蓄 60 克。

  用法　上一味，以水煎數沸，去渣取汁溫服。

- **方 3**　麵粉 30 克，淮山 12 克，扁豆 15 克，山楂 10 克。

  用法　先將淮山、扁豆、山楂共置鍋內熬煮半小時，去渣存汁，入麵粉調成糊狀，取出候溫，一次服完。每日 1～2 劑，療程不限。

- **方 4**　滑石 3 克，蟾酥 1 克，乾胭脂 0.3 克。

  用法　上三味，共研細末。每用時，以 1 紙筒，取少許藥末，放入患兒的鼻孔中。

- **方 5**　川椒 3 克去目，醋適量。

  用法　上味藥研為細末，以醋調和，敷在患兒頭頂上。

五十七、小兒頓咳

病症　　　初咳時期，症似外感，常有咳嗽，流涕，微熱，以後外感症消失，而咳嗽逐日加重；痙咳時期，咳嗽頻頻陣作，咳後有回吼聲，反覆不已，入夜尤甚，痰多而黏，吐後陣咳暫止；末咳時期，咳嗽次數減少，且持續時期縮短，咳嗽無力，氣短聲怯，咳痰清稀而少，面色淡白，納食減少，舌淡，脈虛弱。

治療

- **方1**　紫蘇15克，桔梗3克，甘草3克。

　　用法　上三味，以水煎數沸，去渣取汁溫服。
- **方2**　薏米10克，山藥10克，竹葉30片，梨2片。

　　用法　上四味，以水煎數沸，去渣取汁作茶飲服。
- **方3**　紅蘿蔔100克，紅棗20克，冰糖24克。

　　用法　將蘿蔔洗淨，連皮切碎，與紅棗共煮至爛，加入冰糖調勻，隨意服用。每日1劑，連服十餘劑。
- **方4**　天冬、麥冬各1.5克，栝蔞仁、百部各9克，橘紅6克。

　　用法　上五味藥加水煎服。每日1劑，分2次服。
- **方5**　柿餅1個，生薑6克。

　　用法　將生薑切碎，夾在柿餅中焙熱，食用之。

五十八、小兒發熱

病症 小兒身體發熱，或惡寒頭痛，鼻塞流涕，咳嗽胸悶，吐痰，咽乾，口渴喜飲，苔薄脈浮；或發熱少氣，肢體無力倦怠；或發熱，午後，夜間加重，消瘦，盜汗，顴紅，頭暈；或發熱腹脹滿，噯腐吐酸，納差，苔膩等。

治療

● **方 1** 卷柏 1～2 歲，3 克；3～4 歲，6 克。

用法 上一味，以水煎數沸，去渣取汁溫服，一日三服。

● **方 2** 竹筍尖 2 個，白茅根 5 根。

用法 上二味，以水煎數沸，去渣取汁溫服，一日三服。

● **方 3** 綠豆粉 20 克。

用法 上一味，用雞蛋清調和成糊狀，塗敷於患兒兩足心處。

● **方 4** 銀花 30 克，蘆根、石膏各 18 克，玄參、石斛各 15 克，連翹、丹皮、生地、赤芍各 9 克，天竺黃 6 克，安宮牛黃散 1 支，人參 6 克，犀角各 0.3 克。

用法 除安宮牛黃散、犀角外，將各諸味藥水煎取汁，將犀角磨汁兌入，安宮牛黃散分 2 次以藥汁一起共服。

五十九、小兒疝氣

病症

　　睪丸、陰囊腫脹疼痛，以及小腹牽引作痛，甚則痛劇難忍；或寒熱，苔黃白，脈弦或沉細。

治療

- **方 1**　谷茴 8 克。

　　用法　上一味，洗淨，同豆腐一起煎，去茴食豆腐。

- **方 2**　蚯蚓糞不拘多少。

　　用法　上一味，曬乾研為極細末，以唾液調成糊狀，敷於陰囊上。

- **方 3**　刀豆籽適量。

　　用法　將刀豆籽焙乾，並研末備用。每次取 5 克，用溫開水沖服。每日 2～3 次，7～10 日為一療程。

- **方 4**　硫黃 20 克，艾葉 30 克，香附子 15 克。

　　用法　上藥共研粗末，備用。用時，將藥入鍋炒熱，入白酒適量拌炒熱，用布包好，乘熱熨腫痛處，每日早晚各 1 次。

六十、小兒夜啼

> **病症**　　小兒睡喜伏臥，入夜則曲腰啼哭，四肢不溫，食少便溏，面色青白，唇舌淡而舌苔白，脈象沉細，指紋青紅；或睡喜仰臥，見燈火則啼哭愈甚，煩躁不安，小便短赤，面唇紅赤，舌紅，苔白，指紋青紫；或小兒時受驚駭恐懼，睡中時作驚惕，緊偎母懷；或夜間脈來弦急而數。

治療

- **方 1**　青黛1克。
  用法　上一味，以開水沖服。
- **方 2**　白芍2克，甘草15克。
  用法　上二味，以水煎數沸，去渣取汁溫服，一日三服。
- **方 3**　豬心血20～30毫升，珍珠末2克。
  用法　將上二味共放小碗中並置鍋內，蒸熟，一次服完。每日1次，連服3—5日。
- **方 4**　朱砂0.5克，五倍子1.5克，陳細茶適量。
  用法　前二味研末，陳細茶嚼爛，並與之混合，加水少許，捏成小餅，敷在小兒肚臍中，包紮固定，每晚換藥1次。

六十一、小兒尿床

病症　睡夢中尿床，輕者數夜一次，重者一夜數次，醒後方始察覺。常伴有面色㿠白，精神疲軟，四肢無力，納差消瘦等症。

治療

- **方 1**　桑螵蛸 10 個。

  用法　上一味，煅灰存性，研為細末，每用時量患兒大小，取藥末 3～10 克，以砂糖水調服。

- **方 2**　五倍子 10 克。

  用法　上一味，研為細末，晚上臨睡時，以唾液將藥末調成糊狀，敷於臍部，外以紗布固定。

- **方 3**　荔枝乾果 10 個。

  用法　每日食荔枝乾 10 個，連服 7 日為一療程。

- **方 4**　鮮雄雞肝 1 個，肉桂 10 克。

  用法　上二味，煮熟，食雞肝，隔日 1 具。

- **方 5**　柿子樹葉 7 片。

  用法　用開水浸泡飲用，一連飲用半月左右，可見效果。

六十二、小兒痄腮

病症 　發熱，以耳垂為中心出現的彌漫性腫脹疼痛，甚則腫處拒按，咀嚼困難，口渴煩躁，伴有寒熱頭痛，倦怠無力，舌紅苔黃，脈浮數等症。

治療

- **方 1** 青黛適量。

    用法 上一味，研為細末，以水調成糊狀，敷於患部。

- **方 2** 紅飯豆適量。

    用法 上一味，研為極細末，以醋調成糊狀，敷於患部。

- **方 3** 雄黃 15 克，明礬 12 克 ，冰片 3 克。

    用法 上三味，共研為細末，用 75%酒精或醋適量調和成軟膏，備用。用消毒棉簽蘸藥膏外擦患處，每日塗擦 3～4 次。

- **方 4** 鮮蒲公英 30 克，雞蛋 1 枚。

    用法 將蒲公英搗爛，加蛋清調成糊狀，外敷患處，隨乾隨換。

- **方 5** 胡椒粉 0.5～1 克，白麵粉 5～10 克。

    用法 用水調成糊狀，敷於患處，每日換藥 1 次，可消腫痛。

六十三、小兒鵝口瘡、口瘡

病症　　鵝口瘡：口腔內出現白屑，逐漸蔓延，白屑互為堆積，狀為凝乳塊，隨擦隨生，不易清除，伴有煩躁不安，啼哭不休，甚則妨礙飲食，吞咽困難，呼吸不利。**口瘡**：唇舌或頰內，齒齦等處黏膜有大小不等、數目不一的黃白色或白色潰爛點，兼有發熱，顴紅，煩躁，小便短赤，舌紅苔黃，脈數等症。

治療

- **方 1**　檳榔 10 克。

　　用法　上一味，燒灰研為細末，取適量點於瘡面上。

- **方 2**　吳茱萸適量。

　　用法　上一味，研為極細末，以醋調和成糊狀，敷於兩足心。

- **方 3**　五倍子 18 克，枯礬 12 克，白砂糖 12 克。

　　用法　先將五倍子杵粗末，置鍋內炒至黃脆時，再撒入白糖同炒，待白糖溶化吸入五倍子內，不黏，結成團時，旋取出風乾，與枯礬共研細末，貯瓶備用。每取本散適量，用麻油調和成糊狀，塗遍患兒口內，每日塗 2～3 次。

- **方 4**　茶葉 5 克。

　　用法　以 200 毫升沸開水沖泡加蓋，待溫後含漱口腔，每日 10 次，治癒為止。

六十四、小兒蟲證

病症 臍腹周圍疼痛，時作時止，食慾不振，惡心嘔吐、口角流涎，面黃不澤，消瘦，睡中磨牙，鼻孔作癢；或飲食異常，夜間睡眠不安，肛門周圍及會陰部瘙癢，大便時排出有蟲體。

治療

- **方 1** 檳榔 30 克，廣木香 6 克。

  用法 上二味，以水煎數沸，去渣取汁溫服。一日三服。

- **方 2** 使君子 120 克，雷丸 120 克，蒼朮 360 克。

  用法 上三味，先將使君子、雷丸加六公斤水煎煮，待水煎至五公斤時，再加蒼朮一同煎至水乾，去掉蒼朮，取使君子、雷丸焙乾研為細末，收貯備用。每用時取藥末 5 克。溫開水沖服，一日二服。

- **方 3** 生南瓜子 120 克。

  用法 將生南瓜子去皮研末，以開水送服。每日 2 次，連服 7 日。

- **方 4** 百部 20 克，白蜜 50 克，韭子 30 克。

  用法 百部加水 300 毫升，煮取 30 克，去渣，加蜜收膏，韭子研粉入蜜膏，加溫調勻，裝瓶備用。每取 20 毫升，每日 3 次，飯前空腹服。

六十五、丹　毒

病症

發病迅速突然，患處皮膚焮紅灼熱疼痛，按之更甚，局部邊緣清楚而稍突起，很快向四周蔓延，中間由鮮紅轉為暗紅，經數天後脫屑而癒。或發生水泡，破爛流水，疼痛作癢。亦有煩渴身熱，便秘，小便短赤等，甚至見有壯熱，嘔吐，神昏譫語，痙厥等邪毒內攻之症。

治療

● 方1　馬頭蘭不拘多少。

用法　上一味，搗絞取汁，再用雞毛蘸藥汁擦患處，乾則再換。

● 方2　蚯蚓數條。

用法　上一味，洗淨放碗中，加入白糖，上面再以一只碗覆蓋，待一日後蚯蚓即化為水，取水擦患處，乾則再擦。

● 方3　綠豆200克，蜂蜜60毫升。

用法　將綠豆洗淨，加水適量煮爛，沖入蜂蜜調勻，待涼後隨意服食。日一劑，療程不限。

● 方4　黃連、黃柏、黃芩、大黃、生地、生蒲黃、伏龍肝各等份。

用法　上藥共研細末，貯瓶備用。先用溫水洗淨患處，取藥末適量，用冷開水或蜂蜜各半，調和成稀糊狀，外塗擦患部，隨乾隨塗。

六十六、疔　瘡

病症　　初起狀如粟粒，顏色或黃或紫，或起水泡，膿瘡，根結堅硬如釘，自覺麻、癢而疼痛微，繼則紅腫灼熱，腫勢蔓延，疼痛增劇，多有寒熱，甚則壯熱躁煩，嘔吐，神志昏憒。

治療

● **方 1**　蒼耳蠹蟲 3 條。

　　用法　上一味，燒存性，研為細末，以香油調和，塗疔上。

● **方 2**　紫背浮萍 15 克。

　　用法　上一味，加紅糖 10 克一同搗爛，塗於疔瘡四周，中留一小孔使出氣。

● **方 3**　韭菜 50 克，絲瓜葉 30 克，蔥白（連鬚）10 根，米酒 15 毫升。

　　用法　先將韭菜、絲瓜葉、蔥白洗淨晾乾，共搗爛榨取原汁，沖入熱米酒，一次服下。另取藥渣外敷，每日一劑，以癒為度。

● **方 4**　蔥白、生蜜各適量。

　　用法　上藥共搗如泥，敷於患處，藥乾則換新藥。

● **方 5**　金銀花 2 克，蒲公英 5 克，紫花地丁 5 克，野菊花 3 克，天葵子 5 克。

　　用法　上藥水煎服，每日 3 次。

六十七、風　疹

病症　發熱迅速突然，身上突現疹塊，數十分鐘或數小時後自行消退，或退後又發，發時皮膚瘙癢異常，局部成塊成片，伴有呼吸困難，腹痛等症狀。

治療

- **方 1**　地膚子 10 克。
  用法　上一味，以水煎數沸，去渣取汁溫服，1 日 1 次，連服 3 日。
- **方 2**　荊芥 8 克，防風 8 克。
  用法　上二味，以水煎數沸，去渣取汁溫服。
- **方 3**　地膚子 60 克，晚蠶砂、花椒葉、蒴藋葉各 90 克。
  用法　將上藥用一紗布袋裝好並紮好，加清水 5 千克，煎沸，取汁備用。將藥液倒入盆中，用毛巾蘸藥水溫洗患處。每日早晚各一次。
- **方 4**　土茯苓 4.5 克，薏苡仁 6 克，防風 3 克，白鮮皮 6 克，金銀花 15 克，木瓜 6 克。
  用法　上藥，以水煎服，每日 1 劑，分 2 次服用。

六十八、濕　疹

病症　　周身或胸背、腰腹、四肢都出現紅色疙瘩，或皮膚潮紅而有集簇或散發性粟米大小的紅色丘疹或丘疹水泡，瘙癢，抓破流黃水，或皮膚損壞潰爛；常伴有心煩，口渴，便乾尿赤等症。慢性的經常反覆發作，綿綿不癒，日久皮膚逐漸增厚，皮紋增粗，出現鱗屑，苔蘚樣改變。

治療

● **方 1**　大黃 30 克。

　　用法　上一味，研為細末，用茶油調和成糊狀，塗於患處。

● **方 2**　紫草茸 30 克，香油 100 克。

　　用法　上二味，先將紫草茸放香油中浸透，再膈水煮 4 小時，然後取油塗敷患處。

● **方 3**　苦參、黃芩、黃柏、蒼朮各 15 克。

　　用法　上藥加清水 1500 毫升煎至 600～700 毫升，過濾後備用。用乾淨紗布浸藥液洗患處，每次 20 分鐘。洗後用浸有藥液的紗布貼敷，並包紮。每日 1～2 次。藥液可貯瓶保存，下次適當加溫後繼續使用。一劑藥可用數日。

● **方 4**　豬苦膽 1 個，白礬 40 克。

　　用法　將白礬放入苦膽內，紮口，再將苦膽置於火上烘乾，研末，用香油調敷患處。

六十九、牛皮癬

病症 皮疹發生及發展迅速，皮膚潮紅，皮疹多呈對稱性點滴狀，鱗屑較多，表層易剝離，基底有點狀出血，瘙癢，並伴有口舌乾燥，心煩易怒，大便乾結，小便黃赤，舌紅苔黃或膩，脈弦滑或數。病程日久則皮疹色淡，皮損肥厚，顏色暗紅，經久不退，舌質紫暗或見瘀點、瘀斑，脈澀或細緩。

治療

●**方 1** 大蒜不拘多少。

用法 上一味，搗碎，以大蒜汁擦患處，連續擦3日。

●**方 2** 澤漆不拘多少。

用法 上一味，將其折斷，斷處即流出乳白色汁液，取汁液塗擦患處。

●**方 3** 醋 500 克，砒霜 50 克，枯礬 25 克，斑蝥 25 克。

用法 將後三味藥浸入白醋中，7 天後用以塗擦患處。

●**方 4** 細茶葉 6 克，輕粉、乳香、象牙末各 3 克，水銀、木香各 1.5 克，麝香少許。

用法 上藥共為細末，和雞蛋、黃蠟、羊油調勻，常搽患部。

七十、帶狀疱疹

病症 初起皮膚發熱灼痛，或伴有輕度發熱，疲乏無力，食慾不振；繼則皮膚潮紅，出現綠豆或黃豆大小的簇集成群水疱，累累如串珠，聚集一處或數處，排列成帶狀□疱液初起透明，5～6天後轉為渾濁。輕者僅皮膚刺痛，無典型水疱，重者小疱變成大疱或血疱，疼痛劇烈，後期（2～3週），疱疹逐漸乾燥，結痂，最後痂退掉而癒。

治療

● **方1** 黃連末15克，黃柏末15克，熟石膏末15克，冰片1.5克。

用法 上四味，共研合均勻，用涼開水調和，塗於疱面上。

● **方2** 竹葉適量。

用法 上一味，燒灰，以菜油調和，塗於疱面上。

● **方3** 雄黃、生龍骨各45克，炙蜈蚣1條。

用法 上藥共研細末，貯瓶備用。用時取本散適量，用香油調勻塗擦患部，每日塗擦2次。

● **方4** 鏵銹（生鐵發銹）15克，大麻子50克。

用法 上二味共搗爛為泥，將消毒針刺破泡疹後，敷上藥泥。

● **方5** 鮮馬齒莧適量。

用法 將上味洗淨，搗爛成糊狀，塗敷患處。

七十一、腸　癰

病症　　初起脘臍部作痛，旋即移至右下腹部，以手按之則疼痛加劇，痛處固定不移，腹皮微急，右腿屈而難伸，並有發熱惡寒，噁心嘔吐，便秘尿黃，苔薄黃而膩，脈數有力等症。若痛勢劇烈，腹皮拘急拒按，局部或可觸及腫塊，壯熱自汗，脈象洪數，則為重症。

治療

● **方 1**　皂角刺 30 克。

　　用法　上一味，用酒或水煎沸，去渣取汁溫服，膿血當從大、小便而去，膿盡自癒。

● **方 2**　丹皮 15 克，薏仁米 30 克，冬瓜仁 30 克，桃仁 20 粒，去皮尖。

　　用法　上四味，以水煎數沸，去渣取汁溫服。1 日 3 次。

● **方 3**　九里香草 12 克，米酒 200 毫升，糖適量。

　　用法　前味藥細切，加米酒浸泡 1～2 日，濾過即成。每次飲 5～10 毫升，每日 1～2 次，與糖茶共服。

● **方 4**　地榆 8 克，金銀花 20 克，當歸 15 克，寸冬 8 克，玄參 8 克，薏米 5 克，黃芩 20 克，甘草 3 克。

　　用法　上諸味藥加水煎服，每日 1 劑，分 2 次服用。

七十二、痔　瘡

病症　　自覺肛門處有異物感，實為痔核突起，出血，但血量不等，其顏色鮮紅或暗紅，疼痛或不痛，嚴重時可致局部腫脹、糜爛、壞死。

治療

- **方 1**　蛇莓全草，30 克。

　用法　上一味，以水煎數沸，倒於盆中，先薰後洗。

- **方 2**　五倍子適量。

　用法　上一味，以水煎數沸，去渣倒入盆中，先薰後洗。

- **方 3**　香蕉 2 根。

　用法　加水適量放鍋內炖煮 10 分鐘，取出候涼，一次吃下。每日 1 次，連吃 5～7 日。

- **方 4**　苦參 60 克，雞蛋 2 個，紅糖 60 克。

　用法　將苦參煎濃汁去渣，放入雞蛋和紅糖煮待蛋熟去殼，連湯一起食用。每日 1 劑，每次 1 次性服完，4 日為 1 個療程。

- **方 5**　膚輕鬆軟膏。

　用法　睡前用溫水洗淨患部後，將軟膏塗擦患處，若內痔，可將膏藥擠入肛門內，7 天為 1 個療程。

七十三、扭 傷

病症

　　臨床表現為受傷部位腫脹、疼痛、關節活動障礙等。

治療

● **方1**　延胡索60克。

　　用法　上一味，研為極細末備用。每用時取藥末8克，以白酒沖服，1日3次。

● **方2**　蘇木30克。

　　用法　上一味，研為極細末備用。每用時取藥末3克，以白酒沖服，孕婦忌服。

● **方3**　韭菜300克，白酒適量。

　　用法　將韭菜洗淨搗取原汁，取白酒適量兌入，一次飲服，以微醉為度。每日1劑，連服3～5日。

● **方4**　生薑1塊，食鹽1匙。

　　用法　上二味拌和，外敷傷處，用繃帶固定。每日1次，連用2～3次。

七十四、落　枕

病症　　多在早晨起床後，一側項背發生牽拉疼痛，甚則向同側肩部及上臂擴散，頭向一側歪斜，頸項活動受到限制，並常在一側頸肩部或肩胛間有明顯壓痛點和肌肉痙攣現象。

治療

● **方 1**　宣木瓜 2 個，沒藥 30 克，乳香 9 克。

　　用法　上三味，先將木瓜去蓋除瓤，裝入沒藥、乳香，加蓋縛定，放飯上蒸 3～4 次，研爛成膏備用。每用時取藥膏 10 克，以生地汁半杯，好熱酒二杯化開服用。

● **方 2**　黑豆 2500 克。

　　用法　上一味，蒸融，以布包裹作枕。

● **方 3**　黨參、黃芪各 15 克、蔓荊子 9 克、黃柏、白芍各 6 克、升麻 45 克、炙甘草 3 克。

　　用法　上藥水煎服。每日 1 劑，2 次服。

● **方 4**　真硼砂適量。

　　用法　藥研細末，以燈心草蘸藥末點眼內四角，淚出即鬆，連點 3 次。

七十五、耳鳴耳聾

病症 　**實證者**：暴病耳聾，或耳中覺脹，鳴聲不斷，按之不減，兼見面赤口乾，煩躁易怒，脈弦；或兼見寒熱頭痛，脈浮等。**虛證者**：久病耳聾，或耳鳴時作時止，過勞則加劇，按之鳴聲減弱，多兼有頭昏、腰酸、遺精、帶下、脈虛細等。

治療

- **方1**　北細辛3克。
  用法　上一味，溶於黃蠟中為丸如鼠糞大，以綿裹塞於耳中。
- **方2**　生烏頭1個。
  用法　上一味，剩濕削如棗核大，塞於耳中，日換數次。
- **方3**　粳米50克，菊花10克。
  用法　上二味共煮為粥。每日1次，連服7日為一療程。
- **方4**　菖蒲（切），附子（炮）各等份。
  用法　上二味藥研為細末，備用。每用時取1克藥末，綿裹塞於耳中。
- **方5**　葛根20克，甘草5克。
  用法　上二味藥水煎，分服。

七十六、聤 耳

病症 　　耳內流膿。如果是肝膽濕熱，則起病迅速，耳痛劇烈、耳鳴耳聾、頭目疼痛，或兼有發熱、口苦、咽乾、便秘、尿黃等症；如果是脾腎虛弱，則耳內流膿日久，時發時止，膿液或黏稠或稀如蛋清，耳鳴耳聾，或兼有身體倦怠，納呆食少，腹脹便溏等症。

治療

● **方 1** 　紫草根 1 克，梅片少許，人乳適量。

　　用法 　上三味，盛於一容器中，封口置飯上蒸，取出備用。每用時取適量藥液滴於患耳中。

● **方2** 　龍骨 3 克，梅片少許。

　　用法 　上二味，共研為極細末，以一羽毛管取藥末吹於患耳中。若耳內有癢感，可於上方中加枯礬少許。

● **方 3** 　豬膽汁適量，烘乾，白礬 2 倍量。

　　用法 　上藥共研末。同時，以雙氧水清洗耳道，取上藥末吹至患處。每日 1～2 次，數日即癒。

● **方 4** 　枯礬粉 20 克，冰片 2 克，麝香 1 克。

　　用法 　上藥共研末。用時，先用 3% 雙氧水將兩耳內洗淨，後取藥末吸入耳內，1 日 1 次，或隔日 1 次，3～5 次可見效。

七十七、目赤腫痛

病症 目赤腫痛，畏光，流淚、淚澀難開。或兼有頭痛，發熱、脈浮數症；或兼有口苦，煩熱，脈弦數症。

治療

- **方 1** 田螺 1 隻。

  用法 上一味，放於一碗中，加鹽花少許，待田螺溶出汁，然後取藥汁經常點眼。

- **方 2** 黃丹、白蜜等分。

  用法 上二味，調和如泥，塗於太陽穴。

- **方 3** 朴硝、雄黃各 10 克。

  用法 上二味，共研為細末。每用時，以一紙筒，取少許藥末，置入病人鼻孔中。

- **方 4** 黃柏 3 克，人乳 5 毫升。

  用法 將黃柏研為細末粉，用人乳浸取汁點眼，1 日數次。

- **方 5** 白礬 2 克，雞蛋 1 個。

  用法 白礬研細末，調入蛋清，攪勻，倒入口罩布內並紮口。用時病人躺床閉眼，將藥袋敷眼上，待其蒸乾後換之。

七十八、夜　盲

| 病症 |

視力白天正常，傍晚則變模糊不清。常伴有頭暈頭痛，耳鳴，眼睛乾澀，健忘少寐，腰膝酸軟等症。

治　療

● 方 1　公羊肝 1 個，穀精草末 120 克。

用法　上二味，令羊肝不沾水，以竹刀破開，納入穀精草末，置瓦罐中煮熟，不拘時，空心服食，以癒為度。

● 方 2　地膚苗，生蒼朮各 30 克，活麻雀數隻。

用法　先將前二味藥放入陶土罐內，加清水 500 毫升煎煮，沸後取汁，倒進盆內，乘熱薰洗患部；再取麻雀 1 隻，用針刺其頭部，使之出血，旋用滴管吸取適量血液，滴入患眼少許，閉目片刻。每日 1 次，至病愈為止。

● 方 3　鮮菠菜適量。

用法　將鮮菠菜用冷開水洗淨，搗取原汁 100 毫升，一次服完。每日 1～2 次，連服 7～10 日。

● 方 4　黃豆、豬肝各 100 克。

用法　先煮黃豆八成熟，再加豬肝共煮。每日食 3 次，連食 3 週期。

七十九、針　眼

病症　　初起眼瞼部位生一小結，局部輕微癢痛，繼則紅腫熱痛而拒按，輕者數日內可自行消散，較重者經3～4個日後出現膿點，潰破排膿後始癒，如嚴重時可致整個眼瞼部位漫腫，紫脹劇痛。

治療

●**方1**　生南星，生地黃等分。

　用法　上二味，共搗爛如泥，貼於兩太陽穴，外用紗布覆蓋，膠布固定。

●**方2**　野芹菜1把。

　用法　上一味，去根葉，搗爛，敷貼於手腕上，外用紗布覆蓋，膠布固定。

●**方3**　野菊花、蒲公英、地丁草、腫節風各等分

　用法　上藥加清水適量，煎沸，備用。先取藥汁200毫升，分2次內服；再將餘藥汁倒入碗內，趁熱先薰後洗患眼；最後將毛巾浸透，熱敷患處。每日2～3次。

●**方4**　鮮生地適量，陳醋等量。

　用法　將鮮生地搗爛取汁，與等量的陳醋和勻，塗抹在患處，每日數次。

八十、眼瞼下垂

病症　　輕者上眼瞼下垂半掩瞳孔，重者遮蓋整個黑睛，無力睜開。日久額皮皺折，眉毛高聳、甚則需用手指拈起上眼瞼才能視物。雙側下垂者，每有仰頭視物的姿態，亦有晨起較輕，午後、疲勞或連續眨眼而下垂加重。

治療

● **方 1**　大黃、鬱金、黃連各 30 克。

　　用法　上三味，共搗研為細末備用。每用時取藥末 20 克，與搗爛的粟米飯拌合均勻，作成藥餅，以軟綢布包裹，烤熱熨眼。

● **方 2**　苦竹葉、黃連、黃柏、梔子仁各 30 克，蕤仁 15 克。

　　用法　上五味，共研為細末，以水五大杯煎煮，待水煎至一半時，去渣取汁分數次溫服。

● **方 3**　五倍子適量，蜂蜜適量。

　　用法　將五倍子研末過篩，用蜂蜜調勻，敷塗在患處，每日數次。

八十一、鼻　淵

病症

　　時流濁涕，色黃腥穢，鼻塞不聞香臭，或兼有咳嗽，頭額隱痛，舌紅苔白膩，脈數等症。

治療

● **方 1**　蒼耳子適量。

　　用法　上一味，研為細末備用。每用時以一羽毛管取少許藥末倒於鼻孔中。

● **方 2**　辛荑 10 克，蒼耳子 8 克，白芷 30 克，薄荷葉 0.5 克。

　　用法　上四味，共研為細末備用 。每用時以一羽毛管取少許藥末倒於鼻孔中。

● **方 3**　米醋 100 毫升，天冬 18 克。

　　用法　將上二味共放鍋內煮透，連湯帶渣一次服完。每日 1 次，連服 7～12 日。

● **方 4**　香附 10 克，蓽撥 10 克，獨頭大蒜 1 粒。

　　用法　上三味，共搗爛如泥，做成餅狀，貼在囟門上，外用紗布固定。

八十二、咽喉腫痛

病症 咽喉紅腫疼痛，局部灼熱，進食吞咽不利，伴有咳嗽，口渴，便秘等；如為陰虛者，則咽喉稍見紅腫，疼痛較輕，或吞咽時感覺痛楚，微有熱象，入夜則見症較重。

治療

- **方 1** 二花 50 克。

  用法 上一味，以水濃煎取汁，分兩次飲服。

- **方 2** 桔梗 8 克，生甘草 6 克，牛蒡子 10 克。

  用法 上三味，以水煎數沸，去渣取汁，飯後飲服。

- **方 3** 甘草、桔梗、莨花各 10 克，麥冬、玄參各 9 克。

  用法 上藥水煎或沸開水沖泡，代茶飲用。

- **方 4** 烏梅 5 枚，打爛。

  用法 開水適量浸泡上味 15 分鐘，去渣，慢慢含咽，每日 1 次。

- **方 5** 荸薺適量。

  用法 榨汁常服，效果良好。

八十三、牙 痛

病症 　　牙痛劇烈，或呈陣發性，遇冷痛減，受風或熱則痛勢增劇，頭痛，口渴欲飲，口臭，舌苔黃膩，脈洪數；亦或牙齒隱隱作痛，時作時息，牙齒鬆動，頭暈眼花，腰膝酸痛，口乾不欲飲，舌紅無苔或少苔，脈細數。

治療

- **方 1**　薄荷油 30 毫升。

  用法　上一味，以棉球蘸油塗塞於痛牙處。

- **方 2**　玄參 30 克，升麻 50 克，生地 5 克。

  用法　上三味，以水煎數沸，去渣取汁，溫服。

- **方 3**　淡菜 100 克　黑豆 200 克。

  用法　將淡菜、黑豆共放鍋內，加清水適量熬煮 1 小時以上，去渣取汁，一次服完。每日 1 劑，連服數日，以癒為度。

- **方 4**　竹葉 15 片，綠豆 50 克，雞蛋 1 個。

  用法　將上味炖荷包雞蛋，1 次性吃完。

- **方 5**　紅棗 2 枚，雄黃 15 克。

  用法　將紅棗去核，混合雄黃共搗爛，置於患牙上，咬緊，可止痛。

八十四、雞　眼

> **病症**　　雞眼生長為豌豆大小，顏色微黃，呈圓錐形角質增生，其基底部向外略高出皮面，質地堅實，表面光滑有皮紋，尖端向內壓迫真皮乳頭層，可引起疼痛，若疼痛屬害，可妨礙步行走路。

治　療

- **方 1**　鳳仙花數朵。

用法　上一味，先將雞眼剪破，以花搽患處，數次即可。

- **方 2**　蜈蚣 10 克，生天南星 10 克。

用法　上二味，共研為極細末，敷於患處，外用普通膏藥貼敷，七日，可連根拔出。

- **方 3**　生石灰 30 克，糯米 10 粒，碱粉 15 克。

用法　先將碱粉放入瓷杯內，將糯米撒在碱粉上，再將生石灰蓋在糯米碱粉上，倒適量清水置火上，待其沸騰後，即以竹筷攪拌均勻成糊狀，待冷，貯瓶備用。將雞眼削平，取一膠布，按雞眼大小剪一小孔，罩貼於雞眼四周，暴露雞眼，取上列藥糊，用冷水調開並塗於暴露的雞眼上，待藥糊快乾時，再取 1 塊膠布復蓋其上。一週後揭去二層膠布，雞眼即連根脫落。

八十五、凍 傷

病症 　　手足、鼻尖、面頰等部受凍，初起皮膚蒼白，麻冷感覺，繼則成腫、青紫、形成瘀斑，自覺灼熱，癢痛、有時出現大小不等的水疱，如果水疱破損，無感染則逐漸乾枯，結成黑痂，不久脫落可癒。如有水疱破損並受感染，則局部糜爛或潰瘍。

治 療

● **方 1**　茄根 7～8 枝。

　　用法　上一味，劈碎，每晚臨睡前，煎水薰洗患部。每晚 1 次，連續用 2～3 次。

● **方 2**　白及適量。

　　用法　上一味，研為極細末，以桐油調和成糊狀，敷於患部。

● **方 3**　甘草，麥芽各 2 份，桂皮、艾葉各 1.5 份，花椒 0.5 份，樟腦適量。

　　用法　上藥共研粗末，和勻，每袋裝入 10～15克，收貯備用。每用時取一袋，沖入沸開水 1000～1500 毫升，待水溫平和，以藥水浸泡洗患處 20～30 分鐘，並適當按摩局部皮膚，並不時添加熱水，以保持藥液溫度。

八十六、燒燙傷

病症 一度紅斑性表皮損傷：燒燙傷部位發紅，乾燥，無水泡，疼痛，感覺過敏；二度水泡性真皮損傷；燒燙傷部位起水泡，疼痛；三度焦痂性全層皮膚或皮下、肌肉、骨骼損傷：燒燙傷部位先起水泡、乾燥，白色或焦枯，早期皮下水損不痛（無痛感）。

治療

- **方 1** 生石灰不拘多少。

  用法 上一味，研細，放一容器中，加水攪拌，澄清，取上澄清液，再向澄清液中加適量香油，攪拌均勻備用。每用時取藥液塗抹傷面。

- **方 2** 生石膏 30 克，冰片 8 克。

  用法 上二味，共研為極細粉，加香油、茶油、豬油、凡士林、蜂蜜調和成膏狀，敷於患處。

- **方 3** 白糖 30 克，雞蛋 1 個（取蛋清）。

  用法 上藥混合拌勻，待攪出泡沫後，取此液塗擦傷處。

- **方 4** 大黃、黃連、地榆炭各 50 克，冰片 2.5 克，奴夫卡因 1 克。

  用法 上藥研末，用香油調敷患處。

八十七、毒蛇咬傷

病症

局部症狀：患處有較粗大而深的毒牙齒痕。毒蛇咬傷後，或局部不紅不腫，無滲液，痛感輕，麻木；或傷口劇痛、腫脹、起水泡；或傷口中心麻木，周圍有紅腫熱痛和水泡。輕者頭昏頭痛、出汗、胸悶、肢軟；重者或瞳孔散大，視力模糊，語言不清，牙關緊閉，呼吸困難，昏迷，脈弱；或寒戰發熱，全身肌肉酸痛，皮下或內臟出血，甚者出現中毒性休克。

治療

- **方 1** 鮮半邊蓮 1 把。

  用法 上一味，搗絞取汁塗於傷口。

- **方 2** 五靈脂 30 克，雄黃 15 克。

  用法 上二味，共研為極細末備用。每用時取藥末 8 克，以米酒送下。另取藥末，以香油調塗患處。

- **方 3** 雄黃、蜈蚣各 25 克。

  用法 上藥共研極細末，用鮮蒼耳草 50 克共搗爛如泥，備用。用時先用涼開水沖洗傷口，再用三棱針挑破傷口，旋即取藥泥外塗傷口周圍，以促使毒液外流。治療 3～5 日。

八十八、雀　斑

病症　　雀斑，鼻面部及頸項、肩背、手背等處皮膚生有黃褐色斑點，並呈對稱性分布，斑點疏密不一，多少不等。其斑點表面光滑，邊界清晰整齊，圓形或橢圓，日曬後可使其顏色加深，常伴有胸脇脹滿，舌紅，苔黃，脈數等症。

治療

● 方 1　紫背浮萍、漢防己等分。

　用法　上二味，以水煎服，去渣取汁，待藥汁變溫後，洗面，一日數次。

● 方 2　豬牙皂角、紫背浮萍、青梅、櫻桃各 50 克，鷹屎白或鴿糞白 10 克。

　用法　上五味，共研為極細末，收貯備用。每用時取藥末少許，放於手心，以水調稠，塗擦面上，過 1～2 小時，用溫水洗去。　每日早晚各用 1 次。

● 方 3　桃花、冬瓜仁等份，蜂蜜適量。

　用法　前二味研細末，蜜調勻，貯瓶備用。臨睡時塗面部，第二天清晨以溫水洗去。

● 方 4　冬瓜 1 個，酒適量。

　用法　冬瓜連籽切方塊，入砂鍋中，酒水各半煎汁過濾，濃煎。用時取汁塗擦患部。

八十九、痤瘡

病症　　前額、顳部、下巴等處可見散在性針頭或米粒大小的皮疹，重者亦可見於胸背部，其色紅或稍紅，皮疹頂端有黑頭，擠壓時會出粉刺，有時還可見膿頭。常伴有口渴引飲，便結尿赤等症。痤疱日久或經年不退，其色暗紅或紫暗，舌質黯紅或有瘀斑，脈沉細或澀。

治療

● **方 1**　朱砂 10 克，麝香 01 克，雄黃 1 克，牛黃 0.1 克。

用法　上四味，共研為極細末，以普通石膏調和，均勻地敷於面上。

● **方 2**　白薇、杏仁去皮尖、白石脂各 50 克。

用法　上三味，共研為極細末，以雞蛋清調和成膏，瓷瓶收貯備用。每晚睡前取藥膏塗於面上，早晨洗掉。

● **方 3**　蔓荊子、雪花膏。

用法　將蔓荊子研末，加入雪花膏中。每天晚上塗患處，數日可癒。

● **方 4**　杏仁、雞蛋各適量。

用法　將杏仁去皮搗爛，和雞蛋清混勻。睡前塗患處，次日清晨用溫水洗去，可癒。

九十、酒糟鼻

病症　　鼻尖及鼻翼部發紅充血。如為肺胃積熱，則其皮膚光亮，鼻部油膩，赤熱，口乾欲飲；如為血熱壅聚，則鼻部顏色深紅，血絲顯露，丘疹膿瘡；如為血瘀凝滯，則鼻部顏色暗紅或紫紅，肥厚增大，增生如瘤。

治療

● **方 1**　硫黃、白礬等分。

　　用法　上二味，共研為極細末，用水和茄子汁調和成膏狀，塗於患處。

● **方 2**　凌霄花，山梔子等分。

　　用法　上二味，共研為極細末，收貯備用。每用時取藥末 6 克，食後以茶調服，日二次。

● **方 3**　白果肉 5 粒，酒糟 10 克。

　　用法　將上二味共搗爛如泥狀，夜塗晨除，以癒為度。

● **方 4**　百部 50 克，酒精 100 毫升。

　　用法　將百部放入 95％酒精中浸泡 7 天。每用時塗局部皮膚，每日 2～3 次，1 月為 1 療程。

● **方 5**　密陀僧、人乳各適量。

　　用法　用人乳汁稠密陀僧，外塗患部。

九十一、狐　臭

病症

　　腋下汗出，汗液帶有特殊臭氣，甚至在乳暈、臍、腹、股溝、陰部等處也可產生臭穢之氣味。

治療

- **方 1**　龍眼核 6 枚，胡椒 14 枚。
　　用法　上二味，共研為極細末，備用。每遇出汗時，即取藥末擦之。
- **方 2**　胡粉、藿香、雞舌香、青木香各 60 克。
　　用法　上四味，共研為細末，以細布包裹，納於腋下，常作即癒。
- **方 3**　龍腦 1 份，明礬 2 份。
　　用法　上二味研末，撒於腋下處。
- **方 4**　大蜘蛛 2 個，輕粉 0.5 克。
　　用法　將蜘蛛置瓦上焙乾研碎，拌上輕粉，抹在腋下，24 小時可見效果。
- **方 5**　獨頭蒜汁、生薑汁各適量。
　　用法　將二味混合用，塗於腋下部位。

九十二、脫　髮

> **病症**　　如為虛引起，則脫髮呈稀疏狀，少數患者亦會呈片狀脫落，毛髮枯槁無光澤，神疲乏力，腰膝酸軟，舌紅少苔，脈沉無力；如為實引起，則脫髮會呈稀疏狀，也可能呈片狀，甚至全脫，頭皮灼熱瘙癢，舌紅苔黃、脈弦滑數。

治療

- **方 1**　鮮旱蓮草 1 把。
  用法　上一味，搗爛，敷於患處。
- **方 2**　黑芝麻梗、柳樹枝各等分。
  用法　上二味，以水煎數沸，去渣，取藥汁洗頭。
- **方 3**　嫩棗皮 1 大把。
  用法　將棗皮熬汁。用時先溫水洗頭，後再用棗皮汁擦頭，經常用之。
- **方 4**　生地、附子、山椒各 20 克，白蠟 2 克。
  用法　上四味用香油濃煎，去渣成膏，塗於患處。
- **方 5**　當歸、柏子仁各 0.5 公斤，蜂蜜適量。
  用法　上藥共研細末，煉蜜為丸。每日 3 次，每次飯後服 10～15 克。

九十三、肥　胖

病症　　形體肥胖，肌肉鬆弛，嗜睡倦怠，動則氣短，口淡食少，或乳房肥大，腰酸腿軟，女子月經不調，量少，男子陽痿早泄，舌胖而質淡，脈緩弱或濡細。

治療

- **方 1**　桃花 3 朵。

　　用法　上一味，陰乾，研為細末，收貯備用。每用時取藥末 10 克，空腹服下。

- **方 2**　冬瓜不拘多少。

　　用法　上一味，以水煮湯，常服。

- **方 3**　白蘿蔔 3 個。

　　用法　將白蘿蔔洗淨切成小塊，用乾淨紗布包好，絞取汁液。每次 20～50 毫升，每日 2 次。

- **方 4**　海帶 10 克，草決明 15 克。

　　用法　水煎上味，去渣，吃海帶喝藥湯。

- **方 5**　茶葉適量。

　　用法　用沸水沖沏，每日飲之，日久可見效果。

附 錄

常用天然藥物圖片

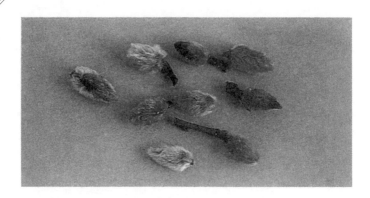

辛荑：

【性味歸經】：辛、溫。歸肺、胃經。

【功效】：疏風散寒、通利鼻竅。

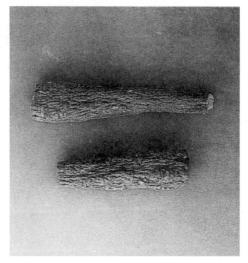

白芷：

【性味歸經】：辛溫。歸肺、胃、大腸經。

【功效】：祛風解表，除濕止帶，通竅止痛。

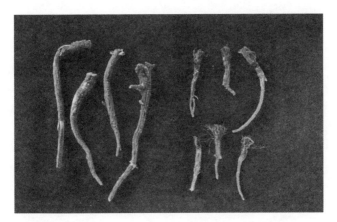

柴胡：

　　【性味歸經】：苦、辛、微寒。歸肝、膽、心包經。

　　【功效】：透表泄熱、疏肝解鬱、升舉陽氣。

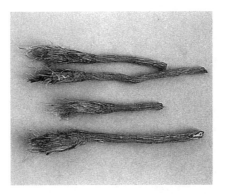

防風：

　　【性味歸經】：辛、甘、微溫。歸膀胱、肝、脾經。

　　【功效】：祛風解表、勝濕、解痙。

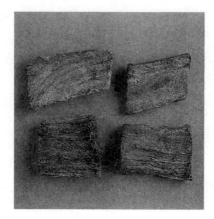

葛根：

【性味歸經】：甘、辛、涼。歸脾、胃經。

【功效】：發表見解、升陽透疹、退熱生津。

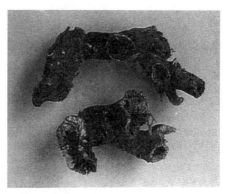

升麻：

【性味歸經】：辛、甘、微寒。歸脾、胃、肺、大腸經。

【功效】：發表透疹、清熱解毒、升陽舉陷。

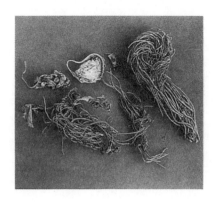

細辛：

【性味歸經】：辛、溫、歸肺、腎經。

【功效】：祛風散寒、通竅止痛、溫肺化飲。

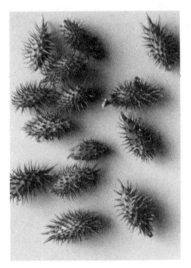

蒼耳子：

【性味歸經】：辛、苦、溫、有毒。歸肺經。

【功效】：散風除濕、通鼻利竅。

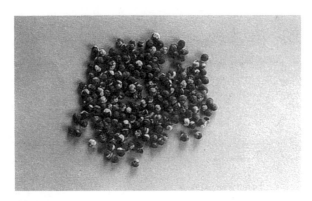

蔓荊子：

【性味歸經】：辛、苦、平。歸膀胱、肝、胃經。

【功效】：疏散風熱、清利頭目、除濕祛風。

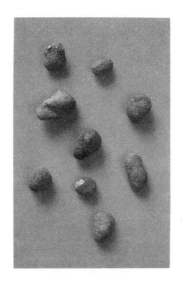

雷丸：

【性味歸經】：苦、寒、有小毒。歸胃、大腸經。

【功效】：殺蟲、消積。

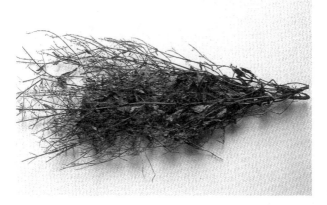

穿心蓮：

【性味歸經】：苦、寒。歸肺、胃、大腸、小腸經。

【功效】：清熱解毒、燥濕、涼血、消腫。

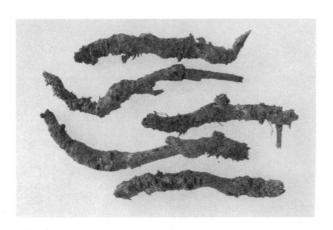

黃連：

【性味歸經】：苦、寒。歸心、肝、胃、大腸經。

【功效】：清熱燥濕、瀉火解毒、止血涼血。

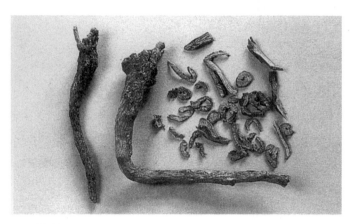

黃芩：

【性味歸經】：苦、寒。歸肺、胃、膽、大腸經。

【功效】：清熱燥濕、瀉火解毒、止血安胎。

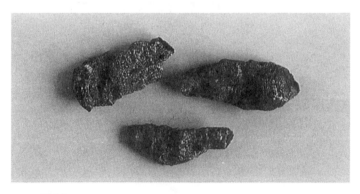

地黃：

【性味歸經】：甘、苦、寒。歸心、肝、腎經。

【功效】：清熱涼血，養陰生津。

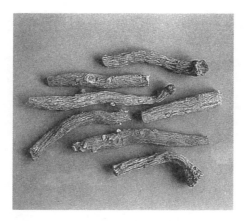

板藍根：

【性味歸經】：苦、寒。歸心、胃經。

【功效】：清熱解毒、涼血利咽。

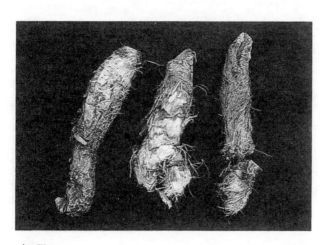

知母：

【性味歸經】：甘、苦、寒。歸肺、胃、腎經。

【功效】：清熱瀉火、滋陰退熱、生津潤燥。

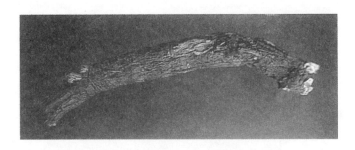

玄參：

【性味歸經】：甘、苦、鹹、微寒。歸肺、胃、腎經。

【功效】：清熱瀉火、涼血滋陰、解毒散結。

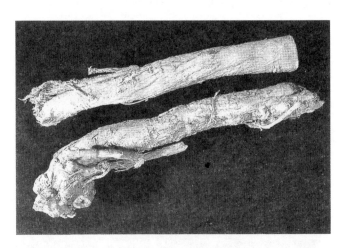

苦參：

【性味歸經】：苦、寒。歸心、肝、胃、大腸、膀胱經。

【功效】：清熱燥濕、袪風、刹蟲、利尿。

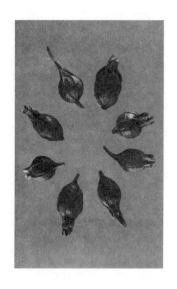

梔子：

【性味歸經】：苦、寒。歸心、肝、肺、胃、三焦經。

【功效】：清熱瀉火、除煩利尿、涼血解毒。

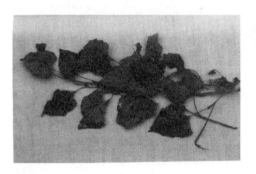

魚腥草：

【性味歸經】：辛、微寒。歸肺經。

【功效】：清熱解毒、排膿利尿。

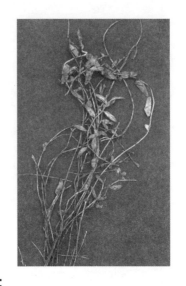

半邊蓮：

　【性味歸經】：辛、寒。歸心、小腸、肺經。

　【功效】：清熱解毒、利水消腫。

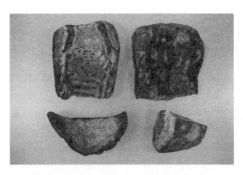

大黃：

　【性味歸經】：苦、寒。歸脾、胃、大腸、肝、心包經。

　【功效】：清熱瀉火、通腑逐瘀、涼血解毒。

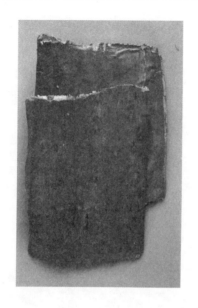

黃柏：

【性味歸經】：苦、寒。歸腎、膀胱經。

【功效】：清熱燥濕、瀉火解毒、退虛熱、止血涼血。

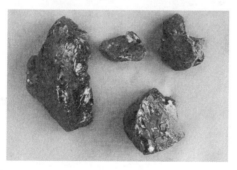

蘆薈：

【性味歸經】：苦、寒。歸肝、胃、大腸經。

【功效】：清肝熱、瀉下利腑、殺蟲。

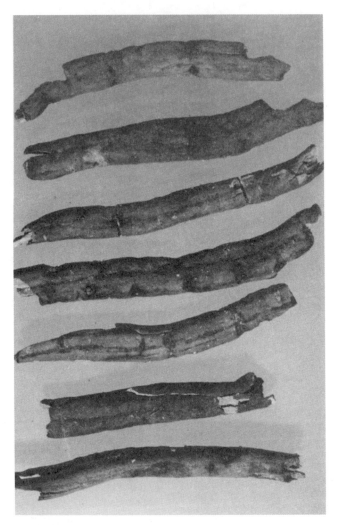

牡丹皮：

【性味歸經】：苦、辛、微寒。歸心、肝、腎經。

【功效】：清熱涼血、活血散瘀。

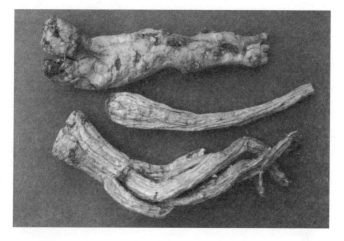

桔梗：

【性味歸經】：苦、辛、平。歸肺經。

【功效】：宣肺氣、利咽喉、祛痰排膿。

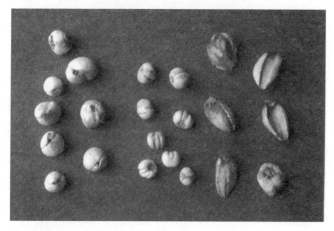

川貝母：

【性味歸經】：苦、甘、微寒。歸肺、心經。

【功效】：化痰止咳，清熱散結。

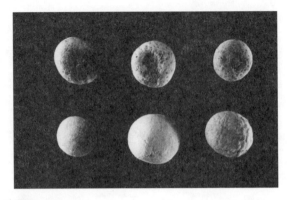

半夏：

【性味歸經】：辛、溫、有毒。歸脾、胃、肺經。

【功效】：燥濕化痰、降逆止嘔、消痞散結。

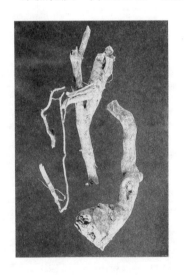

常山：

【性味歸經】：苦、辛、寒、有毒。歸肺、肝、心經。

【功效】：截瘧、劫痰。

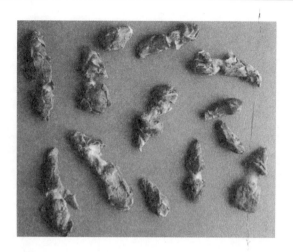

款冬花：

【性味歸經】：辛、溫。歸肺經。

【功效】：潤肺下氣、止咳化痰。

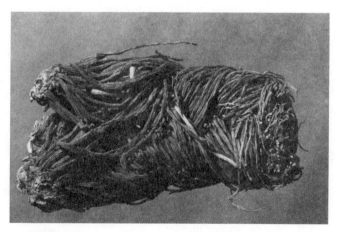

紫菀：

【性味歸經】：辛、苦、溫。歸肺經。

【功效】：潤肺下氣、消痰止咳。

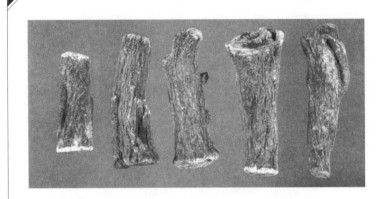

木香：

【性味歸經】：辛、苦、溫。歸脾、胃、大腸、膽
經。

【功效】：行氣、調中、止痛。

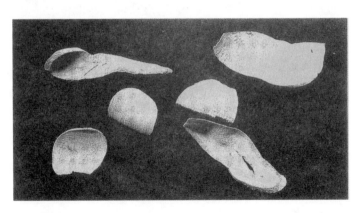

烏藥：

【性味歸經】：辛、溫。歸胃、腎、膀胱經。

【功效】：行氣、散寒、止痛。

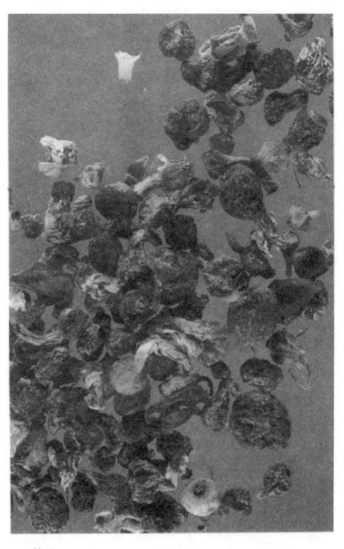

薤白：

【性味歸經】：辛、苦、溫。歸肺、胃、大腸經。

【功效】：通陽散結、行氣導滯。

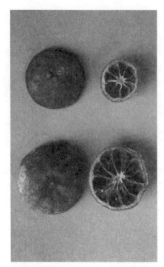

枳殼：

【性味歸經】：辛、苦、酸、微寒。歸脾、胃經。

【功效】：寬中理氣、行滯消腫。

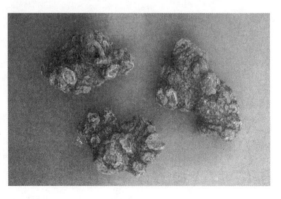

川芎：

【性味歸經】：辛、溫。歸肝、膽、心包經。

【功效】：行氣活血、袪風止痛。

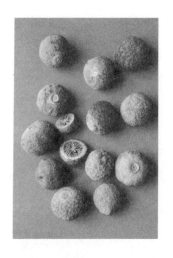

青皮：

【性味歸經】：苦、辛、溫。歸肝、膽、胃經。

【功效】：破氣疏肝、消積化滯。

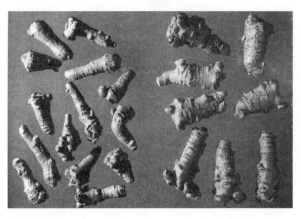

三七：

【性味歸經】：甘、溫、微苦。歸肝、胃經。

【功效】：散瘀止血、消腫定痛。

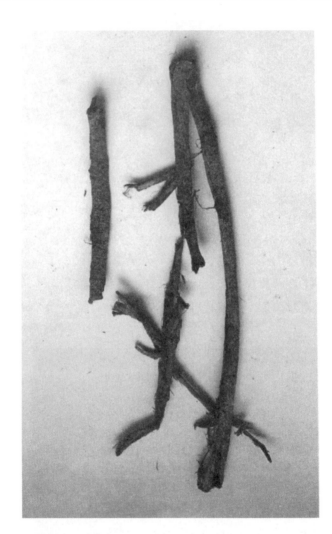

厚朴：

【性味歸經】：苦、辛、溫。歸脾、胃、肺、大腸經。

【功效】：消積行氣、燥濕平喘。

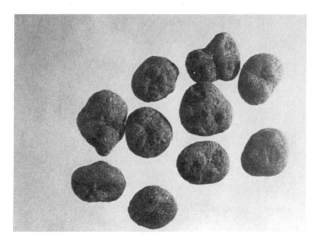

延胡索：

【性味歸經】：辛、苦、溫。歸肝、脾經。

【功效】：活血、行氣、止痛。

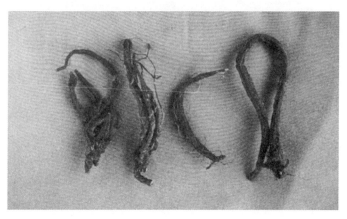

丹參：

【性味歸經】：苦、微寒。歸心、肝經。

【功效】：活血祛瘀、通經止痛、清心除煩。

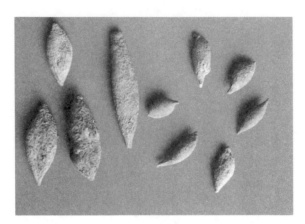

鬱金：

　　【性味歸經】：辛、苦、寒。歸心、肝、膽經。

　　【功效】：活血行鬱、通經止痛、涼血清心、利膽退黃。

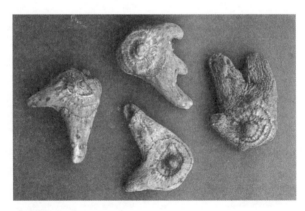

白及：

　　【性味歸經】：苦、甘、澀、微寒。歸肺、肝、胃經。

　　【功效】：收斂止血、消腫生肌。

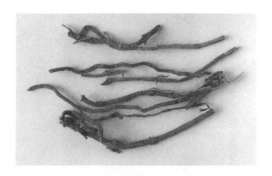

茜草：

【性味歸經】：苦、寒。歸肝經。

【功效】：涼血止血、祛瘀通經。

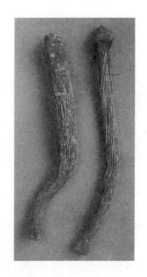

地榆：

【性味歸經】：苦、酸、微寒。歸肝、胃、大腸經。

【功效】：涼血止血、斂瘡解毒。

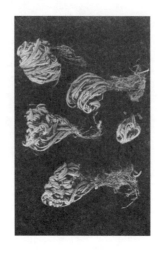

卷柏：

【性味歸經】：辛、平。歸肝、心經。

【功效】：活血通經。

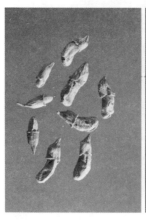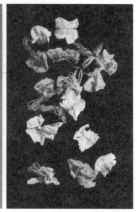

槐花：

【性味歸經】：苦、微寒。歸肝、大腸經。

【功效】：涼血止血、降血壓。

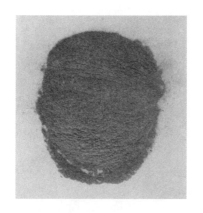

蒲黃：

【性味歸經】：甘、平。歸肝、心經。

【功效】：止血活血、通淋利尿。

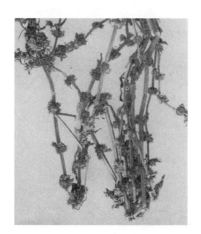

益母草：

【性味歸經】：苦、辛、微寒。歸肝、心、膀胱經。

【功效】：活血調經、利尿消腫。

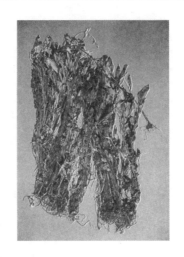

仙鶴草：

【性味歸經】：苦、澀、平。歸肺、肝、脾經。

【功效】：收斂止血、解毒療瘡、殺蟲止痢。

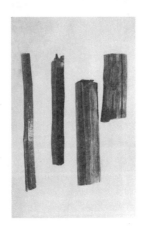

蘇木：

【性味歸經】：辛、平。歸肝經。

【功效】：活血祛瘀、消腫止痛。

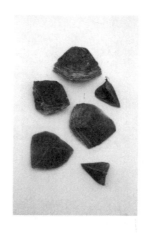

穿山甲：

【性味歸經】：鹹、微寒、歸肝、胃經。

【功效】：通經下乳，祛瘀散結、消痛癰排膿、外用止血。

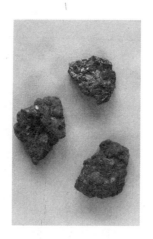

五靈脂：

【性味歸經】：鹹、溫。歸肝經。

【功效】：活血散瘀、通經止痛。

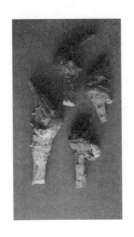

川烏：

　　【性味歸經】：辛、苦、熱、有大毒。歸心、肝、脾經。

　　【功效】：溫經止痛、祛風除濕。

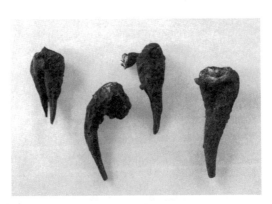

草烏：

　　【性味歸經】：辛、苦、熱、有大毒。歸心、肝、腎、脾經。

　　【功效】：祛風除濕、溫經止痛。

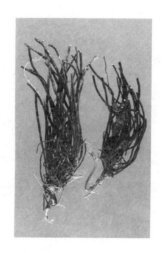

威靈仙：

【性味歸經】：辛、溫、鹹。歸膀胱經。

【功效】：祛風除濕、通絡止痛。

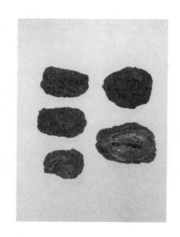

木瓜：

【性味歸經】：酸、溫。歸肝、脾經。

【功效】：舒筋活絡、和胃化濕。

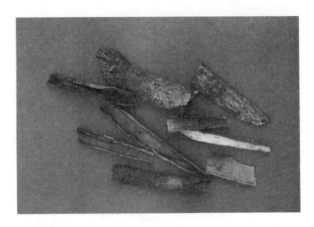

五加皮：

【性味歸經】：辛、苦、溫。歸肝、腎經。

【功效】：祛風除溫、補益肝腎、強健筋骨。

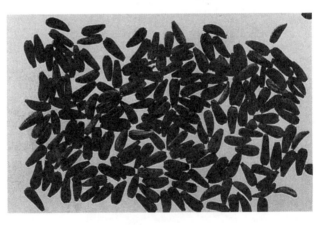

牛蒡子：

【性味歸經】：辛、苦、寒。歸肺、胃經。

【功效】：疏散風熱、宣肺透疹、解毒、利咽、消腫。

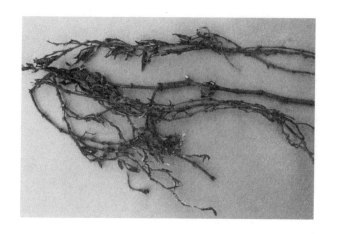

萹蓄：

【性味歸經】：苦、平。歸胃、膀胱經。

【功效】：利尿通淋、殺蟲止癢。

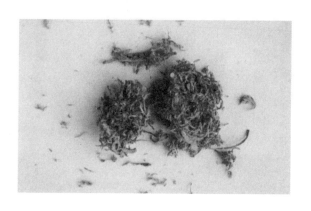

茵陳：

【性味歸經】：苦、微寒。歸脾、胃、肝、膽經。

【功效】：清熱、利濕、退黃。

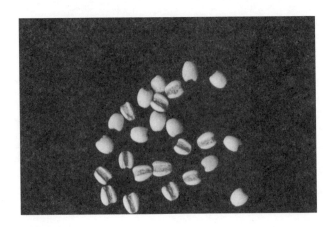

薏苡仁：

　【性味歸經】：甘、淡、微寒。歸脾、胃、肺經。

　【功效】：利水滲濕、除痺、清熱排膿、健脾止

瀉。

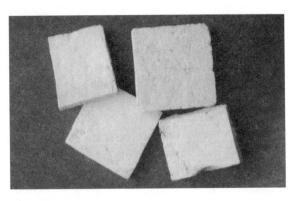

茯苓：

　【性味歸經】：甘、淡、平。歸心、脾、肺、膀胱

經。

　【功效】：利水滲濕，健脾補中、寧心安神。

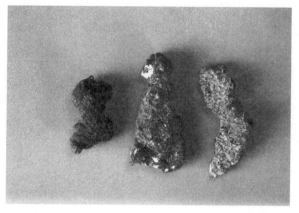

豬苓：

【性味歸經】：甘、淡、平。歸腎、膀胱經。

【功效】：利水滲濕。

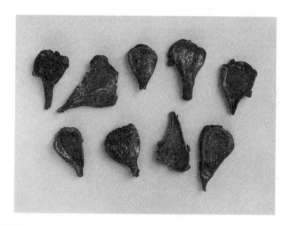

附子：

【性味歸經】：辛、甘、大熱、有毒。歸心、腎、脾經。

【功效】：回陽救逆、溫腎助陽、祛風逐寒止痛。

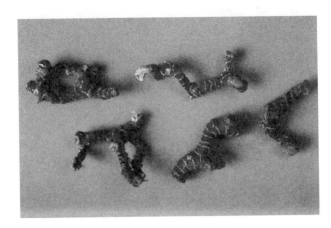

高良薑：

【性味歸經】：辛、熱。歸脾、胃經。

【功效】：溫胃散寒、消食止痛止嘔。

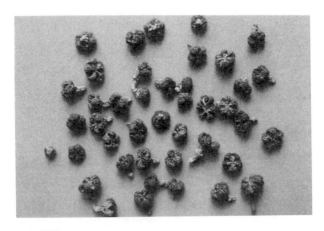

吳茱萸：

【性味歸經】：辛、苦、熱，有小毒。歸肝、脾、胃、腎經。

【功效】：溫中散寒，降逆止嘔，助陽止痛止瀉。

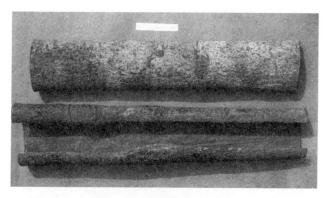

肉桂：

【性味歸經】：辛、甘、大熱。歸腎、脾、心、肝
經。

【功效】：補火助陽、散寒止痛。

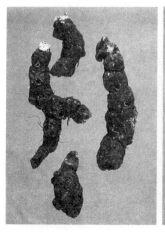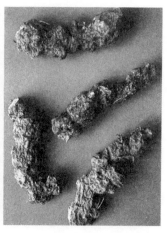

蒼朮：

【性味歸經】：辛、苦、溫。歸脾、胃、肝經。

【功效】：燥濕健脾、祛風解表。

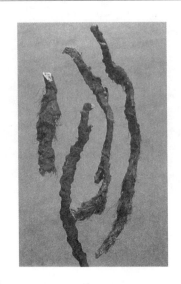

石菖蒲：

【性味歸經】：辛、苦、溫。歸心、胃經。

【功效】：化濕開胃、豁痰開竅，寧神益智。

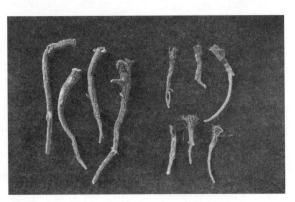

黨參：

【性味歸經】：甘、平。歸脾、肺經。

【功效】：補中益氣、生津養血。

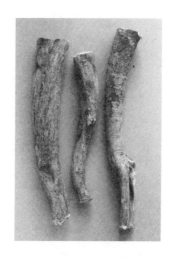

黃芪：

【性味歸經】：甘、溫。歸肺、脾經。

【功效】：升陽益衛、補氣固表、托毒排膿、斂瘡生肌、利水退腫。

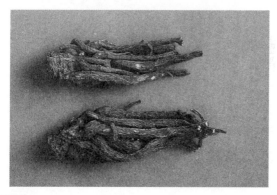

當歸：

【性味歸經】：甘、辛、溫。歸肝、心、脾經。

【功效】：補血調經、活血止痛、潤腸通便。

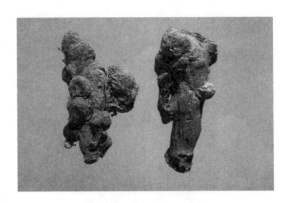

白朮：

【性味歸經】：苦、甘、溫。歸脾、胃經。

【功效】：健脾益氣、燥濕利水、固表止汗。

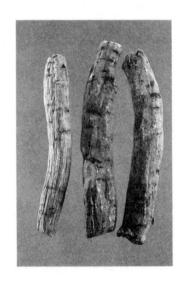

白芍：

【性味歸經】：苦、酸、微寒。歸肝、脾經。

【功效】：養血柔肝、緩急止痛。

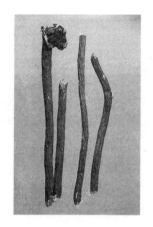

甘草：

【性味歸經】：甘、平。歸心、肺、脾、胃經。

【功效】：補益脾氣、清熱解毒、祛痰止咳、緩急止痛、調和諸藥。

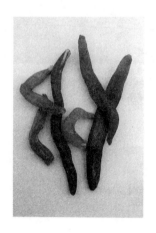

天冬：

【性味歸經】：甘、苦、寒。歸肺、腎經。

【功效】：清肺養陰、生津潤燥。

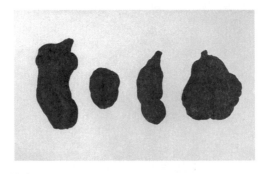

何首烏：

【性味歸經】：苦、甘、澀、溫。歸肝、心、腎經。

【功效】：補肝腎、益精血、解毒行散、潤腸通便。

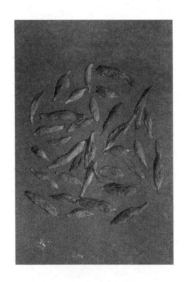

麥冬：

【性味歸經】：甘、微苦、微寒。歸肺、心、胃經。

【功效】：潤肺養陰、益胃生津、清心除煩。

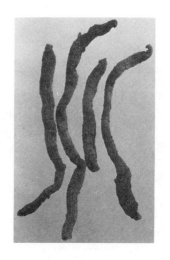

玉竹：

【性味歸經】：甘、平。歸肺、胃經。

【功效】：養陰潤肺、益胃生津。

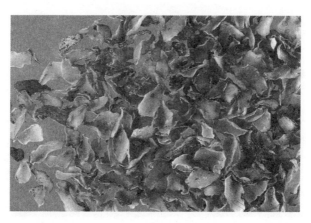

百合：

【性味歸經】：甘、微寒。歸肺、心經。

【功效】：潤肺止咳、清心安神。

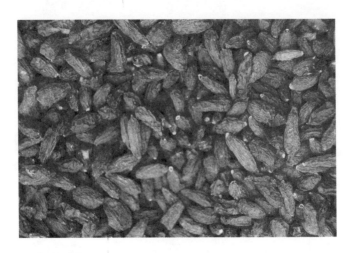

枸杞子：

【性味歸經】：甘、平。歸肝、腎、肺經。

【功效】：滋補肝腎、益精明目。

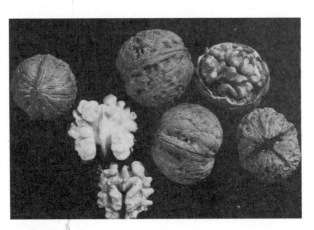

核桃仁：

【性味歸經】：甘、溫。歸肺、腎、大腸經。

【功效】：補腎、溫肺、潤腸。

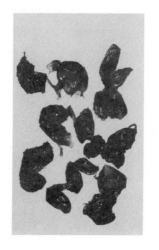

龍眼肉：

【性味歸經】：甘、溫。歸心、脾經。

【功效】：補益心脾、養血安神。

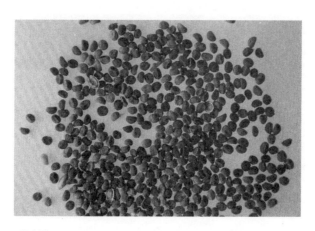

菟絲子：

【性味歸經】：辛、甘、平。歸肝、腎經。

【功效】：補腎益精、養肝明目、縮尿止瀉。

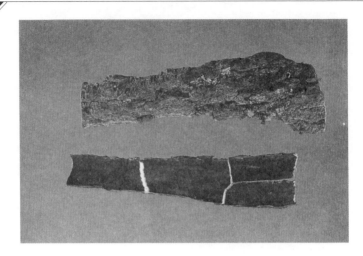

杜仲：

【性味歸經】：甘、溫。歸肝、腎經。

【功效】：補肝腎、強筋骨、降血壓、安胎。

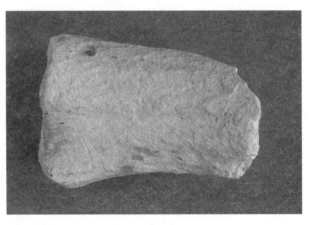

鹿角霜：

【性味歸經】：鹹、溫。歸肝、腎經。

【功效】：溫腎助陽、收斂止血。

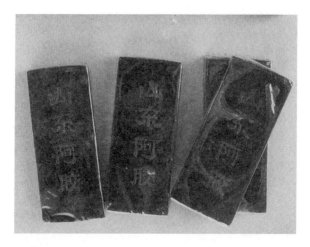

阿膠：

【性味歸經】：甘、平。歸肺、肝、腎經。

【功效】：補血止血、滋陰潤肺。

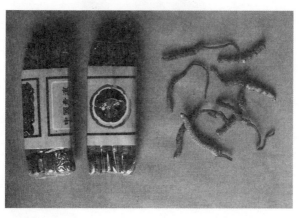

冬蟲夏草：

【性味歸經】：甘、溫。歸肺、腎經。

【功效】：補益肺腎、止咳化痰。

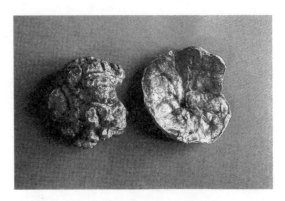

紫河車：

【性味歸經】：甘、鹹、溫。歸心、肺、腎經。

【功效】：補氣養血、益腎填精。

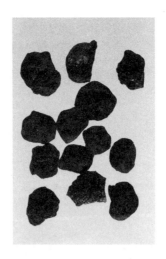

五味子：

【性味歸經】：酸、甘、溫。歸肺、心、腎經。

【功效】：益氣生津、補養心腎、收斂汗液、澀精
止瀉。

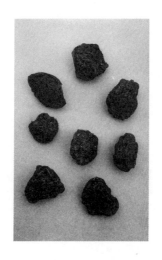

烏梅：

【性味歸經】：酸、澀、平。歸肝、脾、肺、大腸經。

【功效】：斂肺、澀腸、生津、安蛔。

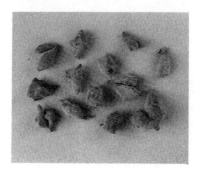

五倍子：

【性味歸經】：酸、澀、寒。歸肺、大腸、腎經。

【功效】：斂肺降火，澀腸止瀉、固精、斂汗、止血。

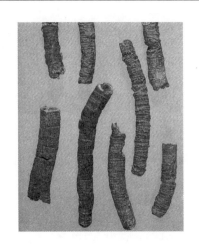

遠志：

【性味歸經】：辛、苦、微溫。歸心、肺經。

【功效】：寧心安神、祛痰開竅、消癰散腫。

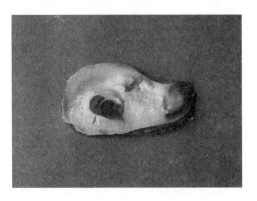

牡蠣：

【性味歸經】：鹹、微寒。歸肝、膽、腎經。

【功效】：重鎮安神、潛陽補陰、軟堅散結、收斂固澀。

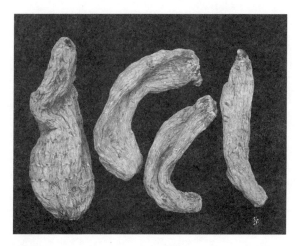

天麻：

【性味歸經】：甘、平。歸肝經。

【功效】：息風止痙、平肝潛陽。

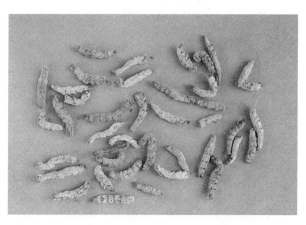

僵蠶：

【性味歸經】：鹹、辛、平。歸肝、肺經。

【功效】：息風止痙、祛風止痛、解毒散結。

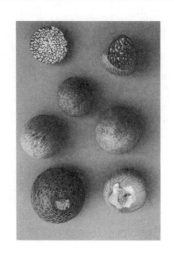

檳榔：

【性味歸經】：辛、苦、溫。歸胃、大腸經。

【功效】：殺蟲、消積、行氣、利水。

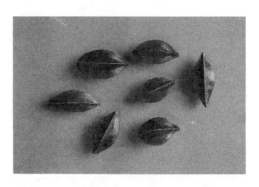

使君子：

【性味歸經】：甘、溫。歸脾、胃經。

【功效】：殺蟲、消積。

（以上圖部分取自《中藥彩色圖集》）

大展出版社有限公司
品冠文化出版社

圖書目錄

地址：台北市北投區（石牌）　　電話：　（02）28236031
　　　致遠一路二段 12 巷 1 號　　　　　　　28236033
郵撥：01669551＜大展＞　　　　　　　　　28233123
　　　19346241＜品冠＞　　　　傳真：　（02）28272069

・少 年 偵 探・品冠編號 66

1. 怪盜二十面相　　　（精）　江戶川亂步著　特價 189 元
2. 少年偵探團　　　　（精）　江戶川亂步著　特價 189 元
3. 妖怪博士　　　　　（精）　江戶川亂步著　特價 189 元
4. 大金塊　　　　　　（精）　江戶川亂步著　特價 230 元
5. 青銅魔人　　　　　（精）　江戶川亂步著　特價 230 元
6. 地底魔術王　　　　（精）　江戶川亂步著　特價 230 元
7. 透明怪人　　　　　（精）　江戶川亂步著　特價 230 元
8. 怪人四十面相　　　（精）　江戶川亂步著　特價 230 元
9. 宇宙怪人　　　　　（精）　江戶川亂步著　特價 230 元
10. 恐怖的鐵塔王國　　（精）　江戶川亂步著　特價 230 元
11. 灰色巨人　　　　　（精）　江戶川亂步著　特價 230 元
12. 海底魔術師　　　　（精）　江戶川亂步著　特價 230 元
13. 黃金豹　　　　　　（精）　江戶川亂步著　特價 230 元
14. 魔法博士　　　　　（精）　江戶川亂步著　特價 230 元
15. 馬戲怪人　　　　　（精）　江戶川亂步著　特價 230 元
16. 魔人銅鑼　　　　　（精）　江戶川亂步著　特價 230 元
17. 魔法人偶　　　　　（精）　江戶川亂步著　特價 230 元
18. 奇面城的秘密　　　（精）　江戶川亂步著　特價 230 元
19. 夜光人　　　　　　（精）　江戶川亂步著　特價 230 元
20. 塔上的魔術師　　　（精）　江戶川亂步著　特價 230 元
21. 鐵人Ｑ　　　　　　（精）　江戶川亂步著　特價 230 元
22. 假面恐怖王　　　　（精）　江戶川亂步著　特價 230 元
23. 電人Ｍ　　　　　　（精）　江戶川亂步著　特價 230 元
24. 二十面相的詛咒　　（精）　江戶川亂步著　特價 230 元
25. 飛天二十面相　　　（精）　江戶川亂步著　特價 230 元
26. 黃金怪獸　　　　　（精）　江戶川亂步著　特價 230 元

・生 活 廣 場・品冠編號 61

1. 366 天誕生星　　　　　　　　　李芳黛譯　280 元
2. 366 天誕生花與誕生石　　　　　李芳黛譯　280 元
3. 科學命相　　　　　　　　　　　淺野八郎著　220 元
4. 已知的他界科學　　　　　　　　陳蒼杰譯　220 元

1

・女醫師系列・ 品冠編號 62

・傳統民俗療法・ 品冠編號 63

・常見病藥膳調養叢書・ 品冠編號 631

2. 高血壓四季飲食　　　　　　　　秦玖剛著　200元
3. 慢性腎炎四季飲食　　　　　　　魏從強著　200元
4. 高脂血症四季飲食　　　　　　　　薛輝著　200元
5. 慢性胃炎四季飲食　　　　　　　馬秉祥著　200元
6. 糖尿病四季飲食　　　　　　　　王耀獻著　200元
7. 癌症四季飲食　　　　　　　　　　李忠著　200元
8. 痛風四季飲食　　　　　　　　　魯焰主編　200元
9. 肝炎四季飲食　　　　　　　　　王虹等著　200元
10. 肥胖症四季飲食　　　　　　　　李偉等著　200元
11. 膽囊炎、膽石症四季飲食　　　　謝春娥著　200元

·彩色圖解保健· 品冠編號 64

1. 瘦身　　　　　　　　　　　主婦之友社　300元
2. 腰痛　　　　　　　　　　　主婦之友社　300元
3. 肩膀痠痛　　　　　　　　　主婦之友社　300元
4. 腰、膝、腳的疼痛　　　　　主婦之友社　300元
5. 壓力、精神疲勞　　　　　　主婦之友社　300元
6. 眼睛疲勞、視力減退　　　　主婦之友社　300元

·心 想 事 成· 品冠編號 65

1. 魔法愛情點心　　　　　　　結城莫拉著　120元
2. 可愛手工飾品　　　　　　　結城莫拉著　120元
3. 可愛打扮 & 髮型　　　　　　結城莫拉著　120元
4. 撲克牌算命　　　　　　　　結城莫拉著　120元

·熱 門 新 知· 品冠編號 67

1. 圖解基因與 DNA　　（精）　中原英臣主編　230元
2. 圖解人體的神奇　　（精）　米山公啟主編　230元
3. 圖解腦與心的構造　（精）　永田和哉主編　230元
4. 圖解科學的神奇　　（精）　鳥海光弘主編　230元
5. 圖解數學的神奇　　（精）　　柳谷晃著　250元
6. 圖解基因操作　　　（精）　海老原充主編　230元
7. 圖解後基因組　　　（精）　才園哲人著　230元
8. 再生醫療的構造與未來　　　才園哲人著　230元

·武 術 特 輯· 大展編號 10

1. 陳式太極拳入門　　　　　　馮志強編著　180元
2. 武式太極拳　　　　　　　　郝少如編著　200元
3. 中國跆拳道實戰 100 例　　　岳維傳著　220元
4. 教門長拳　　　　　　　　　蕭京凌編著　150元
5. 跆拳道　　　　　　　　　　蕭京凌編譯　180元

・彩色圖解太極武術・ 大展編號 102

・國際武術競賽套路・ 大展編號 103

5. 棍術	殷玉柱執筆	220 元

·簡化太極拳· 大展編號 104

1. 陳式太極拳十三式	陳正雷編著	200 元
2. 楊式太極拳十三式	楊振鐸編著	200 元
3. 吳式太極拳十三式	李秉慈編著	200 元
4. 武式太極拳十三式	喬松茂編著	200 元
5. 孫式太極拳十三式	孫劍雲編著	200 元
6. 趙堡太極拳十三式	王海洲編著	200 元

·導引養生功· 大展編號 105

1. 疏筋壯骨功＋VCD	張廣德著	350 元
2. 導引保建功＋VCD	張廣德著	350 元
3. 頤身九段錦＋VCD	張廣德著	350 元

·中國當代太極拳名家名著· 大展編號 106

1. 李德印太極拳規範教程	李德印著	550 元
2. 王培生吳式太極拳詮真	王培生著	500 元
3. 喬松茂武式太極拳詮真	喬松茂著	450 元
4. 孫劍雲孫式太極拳詮真	孫劍雲著	350 元
5. 王海洲趙堡太極拳詮真	王海洲著	500 元
6. 鄭琛太極拳道詮真	鄭琛著	450 元

·古代健身功法· 大展編號 107

1. 練功十八法	蕭凌編著	200 元

·名師出高徒· 大展編號 111

1. 武術基本功與基本動作	劉玉萍編著	200 元
2. 長拳入門與精進	吳彬等著	220 元
3. 劍術刀術入門與精進	楊柏龍等著	220 元
4. 棍術、槍術入門與精進	邱丕相編著	220 元
5. 南拳入門與精進	朱瑞琪編著	220 元
6. 散手入門與精進	張山等著	220 元
7. 太極拳入門與精進	李德印編著	280 元
8. 太極推手入門與精進	田金龍編著	220 元

·實用武術技擊· 大展編號 112

1. 實用自衛拳法	溫佐惠著	250 元
2. 搏擊術精選	陳清山等著	220 元

3. 秘傳防身絕技　　　　　　　　程崑彬著　230 元
4. 振藩截拳道入門　　　　　　　陳琦平著　220 元
5. 實用擒拿法　　　　　　　　　韓建中著　220 元
6. 擒拿反擒拿 88 法　　　　　　韓建中著　250 元
7. 武當秘門技擊術入門篇　　　　高翔著　250 元
8. 武當秘門技擊術絕技篇　　　　高翔著　250 元
9. 太極拳實用技擊法　　　　　　武世俊著　220 元
10. 奪凶器基本技法　　　　　　　韓建中著　220 元

・中國武術規定套路・ 大展編號 113

1. 螳螂拳　　　　　　　　　中國武術系列　300 元
2. 劈掛拳　　　　　　　　規定套路編寫組　300 元
3. 八極拳　　　　　　　　　國家體育總局　250 元
4. 木蘭拳　　　　　　　　　國家體育總局　230 元

・中華傳統武術・ 大展編號 114

1. 中華古今兵械圖考　　　　　裴錫榮主編　280 元
2. 武當劍　　　　　　　　　　陳湘陵編著　200 元
3. 梁派八卦掌（老八掌）　　　李子鳴遺著　220 元
4. 少林 72 藝與武當 36 功　　裴錫榮主編　230 元
5. 三十六把擒拿　　　　　　佐藤金兵衛主編　200 元
6. 武當太極拳與盤手 20 法　　裴錫榮主編　220 元

・少 林 功 夫・ 大展編號 115

1. 少林打擂秘訣　　　　　　德虔、素法編著　300 元
2. 少林三大名拳 炮拳、大洪拳、六合拳　門惠豐等著　200 元
3. 少林三絕 氣功、點穴、擒拿　　德虔編著　300 元
4. 少林怪兵器秘傳　　　　　　　素法等著　250 元
5. 少林護身暗器秘傳　　　　　　素法等著　220 元
6. 少林金剛硬氣功　　　　　　　楊維編著　250 元
7. 少林棍法大全　　　　　　德虔、素法編著　250 元
8. 少林看家拳　　　　　　　德虔、素法編著　250 元
9. 少林正宗七十二藝　　　　德虔、素法編著　280 元
10. 少林瘋魔棍闡宗　　　　　　　馬德著　250 元
11. 少林正宗太祖拳法　　　　　　高翔著　280 元
12. 少林拳技擊入門　　　　　　劉世君編著　220 元
13. 少林十路鎮山拳　　　　　　吳景川主編　300 元
14. 少林氣功祕集　　　　　　　釋德虔編著　220 元

・迷 蹤 拳 系 列・ 大展編號 116

1. 迷蹤拳（一）+VCD　　　　　李玉川編著　350 元

國家圖書館出版品預行編目資料

神奇天然藥食物療法／李　琳　袁思芳　編著
　　——初版，——臺北市，品冠文化，2005〔民94〕
　　面；21公分，——（傳統民俗療法；13）
　　ISBN　957-468-382-6（平裝）
　　1. 食物治療（中醫）
413.98　　　　　　　　　　　　　　　940045711

湖北科學技術出版社授權中文繁體字版

神奇天然藥 食物療法　ISBN 957-468-382-6

編 著 者／李　琳　袁思芳
責任編輯／蔡　榮　春
發 行 人／蔡　孟　甫
出 版 者／品冠文化出版社
社　　址／台北市北投區（石牌）致遠一路2段12巷1號
電　　話／（02）28233123・28236031・28236033
傳　　眞／（02）28272069
郵政劃撥／19346241
網　　址／www.dah-jaan.com.tw
E-mail／service@dah-jaan.com.tw
承 印 者／高星印刷品行
裝　　訂／建鑫印刷裝訂有限公司
排 版 者／弘益電腦排版有限公司
初版1刷／2005年（民94年）6月

定　價／200元

大展好書　好書大展

品嘗好書　冠群可期

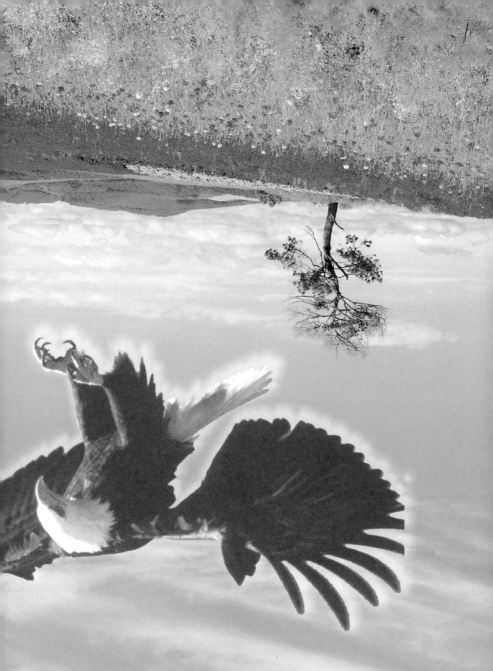